药学中职模块化教学"十二五"重点教材

药品应用基础

（上）

主 编　李 杰

副主编　谈如蓝

编写者　李 杰　谈如蓝　朱 晔

　　　　毛娜娜　沈延婷

第二军医大学出版社

内 容 简 介

　　《药品应用基础》是一门融合了《人体解剖生理学》、《常见病防治》和《药理学》等医药相关学科的专业综合课程。本书以常见病防治模块化教学为主线,将正常人体、常见疾病和治疗方案按照系统划归为 9 个模块,在每一模块中分别详细阐述相应解剖生理知识、疾病知识概念、化学治疗药物等。可供药学、药品营销等相关专业使用,也可作为医药行业从业人员继续教育的教材。

图书在版编目(CIP)数据

　　药品应用基础/李杰主编. —上海:第二军医大学出版社,2011.2

　　ISBN 978 - 7 - 5481 - 0139 - 0

　　Ⅰ. ①药… Ⅱ. ①李… Ⅲ. ①药物—应用—教材
Ⅳ. ①R97

　　中国版本图书馆 CIP 数据核字(2010)第 242471 号

药品应用基础

(上)

主编　李　杰

第二军医大学出版社出版发行

上海市翔殷路 800 号　邮政编码:200433

电话/传真:021 - 65493093

http://www.smmup.cn

全国各地新华书店经销

江苏句容排印厂印刷

开本:787×1 092　1/16　印张:24　字数:510 千字

2011 年 2 月第 1 版　2011 年 2 月第 1 次印刷

ISBN 978 - 7 - 5481 - 0139 - 0/R · 944

上册定价:21.00 元

前　言

　　为了适应职业教育快速发展和教学改革的需要，更好地培养服务于生产一线的实用型、应用型药学专业人才，改变目前课堂教学和企业实际相脱离的实际教学问题，解决《人体解剖生理学》、《药理学》和《常见病防治》三门课程前后衔接问题；根据学校校本教材课程建设的要求，为了使药学专业人员更好地了解药品应用的基本知识，在借鉴其他专家学者编写的专业教材的基础上，我们结合学生实际情况，编写了这部模块化教学系列教材《药品应用基础》。

　　本教材将《人体解剖生理学》、《常见病防治》和《药理学》三门课程有机结合在一起，以药品零售上遇到的一些常见疾病为主线，按神经、运动、皮肤系统，心血管系统，呼吸系统，循环系统，泌尿系统，消化系统，内分泌系统这七大人体解剖学系统分块，在每一模块中分别详细阐述相应解剖生理知识，再加上疾病知识概念、化学治疗药物，共分成九大教学模块。

　　为方便学生使用，我们特将9个教学模块分为上、中、下3个分册，并按教学进行的先后顺序安排在3个学期分别讲授。每一分册均有附录，其中附药品零售企业中销售最好的药物的说明书，从而形成一个完整的教材体系。

　　本教材可供药学、药品营销等相关专业使用，也可作为医药行业从业人员继续教育的教材。

　　由于编写时间短促，经验不足，因而在内容和形式上难免有不妥之处，恳请各位同仁和广大读者提出宝贵意见。

编　者

2010 年 10 月

上 册 导 言

　　《药品应用基础》上册主要包括 3 个教学模块，分别是药品应用基础知识及概念模块、化学治疗药物模块、呼吸系统概论模块。其中模块一"药品应用基础知识及概念"的主要内容为《药品应用基础》所涉及的基础知识和基本概念，包括健康和疾病的基本内容、免疫学基础知识、人体解剖生理学的基础知识、药理学总论。模块二"化学治疗药物"主要阐述化学治疗药物的相关知识及具体药物。因化学治疗药物在日常工作和生活中具重要地位，故单独成为一个模块。模块三"呼吸系统概论"主要阐述呼吸系统的构成、相关常见疾病以及常用药物。

目　录

模块一　药品应用基础知识及概念

模块三　呼吸系统概论

模块一　药品应用基础知识及概念

第一部分　绪　论

药品应用基础是一门融合了人体解剖生理学、常见病防治和药理学等医药相关学科的专业综合课程。本课程的整合过程以常见病防治模块化教学为主线，将正常人体、常见疾病和治疗方案按照系统拆分，划归为数个模块，实现医药学科模块化教与学的体系。

一、药品应用基础的研究内容

药品应用基础以人体解剖生理-常见病-药理为主线，系统阐述人体正常器官形态结构、位置毗邻、基本功能，人体生理规律和临床常见疾病的病因、发病机制、临床表现，以及治疗该疾病时所用的常见药物名称、药理作用、临床应用、不良反应等医药综合知识，包括人体解剖生理学、常见病防治和药理学三门学科。

人体解剖生理学是研究正常人体各部分形态、结构、位置、毗邻及结构功能关系，研究正常人体生命活动规律和生理功能的科学，如呼吸、消化、循环、泌尿系统等在正常条件下具有哪些功能，这些功能是如何实现的，以及它们受哪些因素的调节和控制等问题。

常见病防治主要介绍临床常见疾病的流行特点、病因、发病机制、临床表现、治疗方法以及内在的有机联系，强调人的整体观念，注重常见疾病治疗的基本知识和基本理论。

药理学是研究药物与机体间相互作用规律及药物作用机制的一门科学，主要包括药物效应动力学和药物代谢动力学两个方面。前者是阐述药物对机体的作用和作用原理，后者阐述药物在体内吸收、分布、生物转化和排泄及药物效应和血药浓度随时间消除的规律。

药品应用基础课程的任务是运用医药学的基础理论知识，为合理的药学服务提供科学依据，同时也有助于了解机体功能的生理、生化过程的本质。

二、医药的发展

原始人类在依靠植物为生的长期过程中，开始逐渐熟悉植物的营养、毒性和治疗作用。中国古代称药物为"本草"，英语中称药物为"drug"（即干燥的草木），这都说明药物起源于植物。随着生产工具的进步、弓箭的发明，人类开始了狩猎及畜牧，于是出现对损伤的简陋救助法,如创伤、骨折、脱臼的治疗;同时人类开始认识了动物的营养价值,动物药也随着出现;畜牧经济又使牧人观察到植物对动物的作用,从而又促进了对植物药的认识。奴隶的劳动使劳动分工成了可能,也为文化和科学的进一步的发展创造了条件,在奴隶社会开始有了"职业医生"的出现。此后,埃及医学、印度医学、巴比伦医学和中国医学都蓬勃发展起来。因此医药知识的起源是人类集体经验的积累,是在与疾病斗争中产生的。

近代医学是指文艺复兴以后逐渐兴起的医学,一般包括16～19世纪的欧洲医学。16世纪,欧洲医学摆脱了古代权威的束缚,开始独立发展,其主要成就是人体解剖学的建立。维萨里根据直接的观察完成了人体解剖学教科书的写作,1543年,他将工作中积累起来的材料整理成书,公开发表,这本书就是《人体构造论》。这既表明一门古老的学科在新的水平上复活,又标志着医学新征途的开始。17世纪,哈维最先在科学研究中应用活体解剖的实验方法,直接观察动物机体的活动,并于1628年发表了著作《心脏运动论》。至18世纪,医学家已经解剖了无数尸体,对人体的正常构造有了清晰的认识,并在这基础上有可能认识到若干异常的构造;同期临床医学教学兴盛起来,莱顿大学在医院中设立了教学病床。19世纪初,细胞学说被提出来;到中叶,德国病理学家菲尔肖倡导细胞病理学,将疾病研究深入到细胞层次;药理学方面,一些植物药的有效成分先后被提取出来,例如,1806年,由鸦片中提取出吗啡;1819年,由金鸡纳树皮中提取出奎宁。至19世纪中叶,尿素、氯仿等已能合成。1859年,水杨酸盐类解热镇痛药合成成功。19世纪末,精制成阿司匹林,其后各种药物的合成、精制不断得到发展。以后,人们开始研究药物的性能和作用。以临床医学和生理学为基础,以动物实验为手段,产生了实验药理学。

到了20世纪,医学的发展日益加速,医学科研人员持续增加,物理、化学和工程部门也不断为医学研究提供了现代化的基础理论、技术和工具,特别是出现了学科间的交融并进和多学科协作研究专题的局面,在生理、病理、药物、治疗和转归等各方面研究中重大成果层出不穷。

三、本课程与其他课程的关系

药品应用基础主要提供给将来从事药品研究、生产及销售工作的学生或工作人员学习。并且,药品应用基础的学习也能为将来学习微生物学、生物化学、药物化学等其他专业课程打好基础。因此,本课程是现代医药学的专业课,也是基础课。

在本课程的学习过程中,学生必须随时关注医药学科的最新动向,了解医药相关的其他知识,这样不仅能深刻地理解课程要点,而且有助于将书本知识运用到实际生活与工作实践中。

第二部分　疾病概论与免疫学基础

一、疾病概述

（一）健康

1. 基本概念

（1）健康　世界卫生组织（WHO）指出：健康是指人在身体上、精神上和社会活动上处于完全良好的状态。这个定义不仅谈到了身体的健康，同时也强调了人作为社会一分子的心理上的健康。因此一个人的健康包括四方面的内容：一是身体健康；二是心理健康；三是道德健康；四是必须具有进行有效活动和劳动的能力，能与环境保持协调关系。

健康的标准也不是绝对的，不同的群体、不同的年龄阶段，健康的标准也是有差异的。随着社会的发展和进步，健康水平的内涵也处于一个不断发展过程中。

（2）亚健康　亚健康是人体处于健康与疾病之间的过渡阶段，在身体和心理上没有疾病，但主观上却有许多不适症状表现和心理体验。

亚健康状态是身体发出的一个信号，提醒人们该注意健康了。亚健康状态是无器质性病变的一些功能性改变，又称第三状态或"灰色状态"。因其主诉症状多种多样，又不固定，也被称为"不定陈述综合征"。

造成亚健康的主要因素有以下几种：一是人的身体素质所决定，体内过早出现老化现象，表现出体力不足、身体免疫功能降低；二是身体的周期变化带来的亚健康症状，女性在月经来潮前的烦躁不安、不计后果的激动等，男性则在遇到挫折、工作不顺利时所表现的力不从心状态；三是由于过度劳累造成的精力、体力透支，面对工作无力应对、无力抗争，精神疲惫所表现的消极悲观等；四是心脑血管及其他慢性病的前期、恢复期和手术后康复期出现的种种不适。

2. 危害健康的因素　危害人类健康的因素很多，如人们的精神状态、劳动和生活条件、吸烟、酗酒、外伤、化学毒物、病原微生物、寄生虫、营养物质缺乏、免疫缺陷、遗传因素等，此外，心理因素对健康的影响显得日益明显。

（二）疾病

1. 基本概念　疾病是一个极其复杂的过程，许多情况下，从健康到疾病是一个由量变到质变的过程。当外界致病因素作用于细胞，达到一定强度或持续一定时间，也就是说，致病因素有了一定量的积累就会引起细胞的损伤，这个被损伤的细胞出现形态结构改变和功能代谢紊乱。

随着细胞损伤程度的加重，由这些被损伤细胞所组成的组织、器官就会发生功能和代谢紊乱,最后导致机体的稳态被打破,出现各种症状、体征(如肝、脾肿大,心脏杂音等)以及社会行为(如劳动、人际交往等)的异常,这一过程称为疾病,即疾病是在致病因素作用下机体发生细胞-组织-器官-系统的损害,及至最后发生功能代谢紊乱的过程。

根据目前对疾病的认识,可将其概念归纳如下:疾病是机体在一定病因的损害性作用下,因自稳调节紊乱而发生的异常生命活动过程。在多数疾病,机体对病因所引起的损害会产生一系列抗损害反应。自稳调节的紊乱、损害和抗损害反应,表现在疾病过程中为各种复杂的功能、代谢和形态结构的异常变化,而这些变化又可使机体各器官系统之间以及机体与外界环境之间的协调关系发生障碍,从而引起各种症状、体征和行为异常,特别是对环境适应能力和劳动能力的减弱,甚至丧失。

2. 病因

(1)外界致病因素

1)生物因素:各种病原微生物(如病毒、支原体、立克次体、细菌、螺旋体、真菌等)和寄生虫(如原虫、蠕虫等)是很常见的致病因子。这些致病因子的致病力强弱,除了与其入侵机体的数量有关外,还取决于它们的侵袭力和毒力。所谓侵袭力是指致病因素穿过机体的屏障以及在体内散布、蔓延的能力。梅毒螺旋体能穿过完整的皮肤和黏膜,某些链球菌能产生透明质酸酶水解破坏结缔组织的完整性,因而都有较强的侵袭力。所谓毒力主要是指病原微生物产生外毒素或内毒素的能力。例如,白喉杆菌的侵袭力虽然不强,但因其能产生毒性很强的外毒素,故而是致病性很强的细菌。

病原微生物作用于机体后是否引发疾病以及发病后的病情轻重,往往取决于一系列条件,其中机体免疫功能低下是促使许多感染性疾病发生的特别重要条件,应当引起足够的重视。

2)物理因素:能损害机体的物理因素主要有机械暴力(引起创伤、震荡、骨折、脱臼等)、高温(引起烧伤或中暑)、低温(引起冻伤或全身过冷)、电流(引起电击伤)、激光(高能量激光由于热的作用可引起蛋白质变性和酶的失活)、大气压的改变(引起减压病等)、电离辐射(引起放射病)等。

3)化学因素:许多无机和有机化学物质具有毒性,称为毒物。一定剂量的毒物被机体摄入后即可引起中毒或死亡。毒性极强的毒物如有机磷农药等,即使剂量很小,也可导致严重的机体损害或死亡。不少毒物对机体的某些器官系统有选择性的损害作用。例如,一氧化碳与血红蛋白有很强的亲和力,因而能选择性地作用于红细胞,形成碳氧血红蛋白而导致缺氧;氯化汞(升汞)主要损害肾脏;四氯化碳主要损害肝脏;巴比妥类药物主要作用于中枢神经系统,等等。熟悉毒物的选择性毒性作用,对于理解中毒性疾病的发病机制和采取正确治疗措施都有重要的意义。

4)营养因素:营养过多和营养不足都可引起疾病。长期摄入热量过多可引起肥胖病,摄入某些维生素(特别是维生素 A 和 D)过多也可引起中毒。营养不足可以由营养物质摄入不足或消化、吸收不良所引起,也可以是需要增加而供应相对不足的结果。例如,生长发育旺盛的儿童和少年，孕妇和甲状腺功能亢进或长期发热的患者等，营养需要或营养物质的消耗显著增加，如不相应地增补，就易发生营养不足。营养不足常见的类型是总热量不足，蛋白质不足，各种维生素、必需氨基酸和必需脂肪酸不足。此外，其他营养素（如水）、无机物（包括钠、钾、钙、镁、磷、氯）和微量元素（如铁、氟、锌、铜、钼、锰、硒、碘、铬、钴）等的缺乏都可以成为疾病的原因，而其中许多物质如钠、钾、钙、镁、铁、铜、氟、硒等的过多，也可引起疾病。氧虽然一般不列为营养因素，但与所有营养因素比较，氧更是机体绝不可缺的物质。缺氧可引起极严重的后果，严重的缺氧可在数分钟内导致人体死亡。然而，缺氧对机体的影响也取决于一些条件。例如，中枢神经系统的抑制，代谢率的降低，长期锻炼和适应等都能提高机体对缺氧的耐受性。氧吸入过多时，可以发生氧中毒，多见于高压氧或常压高浓度氧持续吸入时。

（2）机体内部因素

1）遗传因素：遗传物质的改变可以直接引起遗传性疾病，例如某种染色体畸变可以引起先天愚型，某种基因突变可以引起血友病等。遗传因素的改变可使机体获得遗传易感性，但必须加上一定的环境因素，才能使机体发生相应的疾病。例如，某种基因突变可使红细胞葡萄糖-6-磷酸脱氢酶发生缺陷，以致红细胞还原型谷胱甘肽的含量较低，而还原型谷胱甘肽又为维持红细胞膜稳定性所必需。这样的个体，在通常情况下还不至于发生溶血，但当他们吃了蚕豆或服用伯氨喹啉、磺胺等具有氧化作用的食物或药物时，就可发生溶血。遗传物质改变的机制尚不十分明了，但有资料表明，某些外界环境可以引起遗传物质的改变，如电离辐射可以引起染色体损害。

2）先天因素：先天因素指损害胎儿生长发育的有害因素，如一些药物、化学物质、放射线、病原微生物等。与遗传因素不同，先天性因素不是指遗传物质的改变，而是指那些能够损害正在发育的胎儿的有害因素。例如，孕妇患风疹，则风疹病毒可能损害胎儿而引起患儿先天性心脏病。

3）免疫因素：在一些个体，主要可能是由于遗传因素的影响，免疫系统对一些抗原的刺激常发生异常强烈的反应，从而导致组织、细胞的损害和生理功能的障碍。这种异常的免疫反应称为变态反应（过敏反应）或超敏反应。异种血清蛋白和某些致病微生物等都可引起变态反应，甚至有些食物（如虾、牛乳、蛋类等）、花粉、药物（如青霉素等）在有些个体可引起诸如荨麻疹、支气管哮喘甚至过敏性休克等变态反应性疾病。有些个体能对自身抗原发生免疫反应，并引起自身组织损害，称为自身免疫性疾病。自身免疫性疾病的发生与遗传有密切关系。一些自身免疫性疾病如全身性红斑狼疮（SLE）等多见于女性，因而其发生与雌激素的作用可能有一定的关系。

免疫功能低下及抵抗力低下引起的疾病称为免疫缺陷病。各种原因引起的免疫缺陷病的共同特点是容易发生致病微生物的感染；细胞免疫缺陷的另一后果是容易发生恶性疾病，典型的如艾滋病。

（3）精神因素　长期的忧虑、悲伤、恐惧等不良情绪和强烈的精神创伤在某些疾病的发生中能起重要作用。例如,有些人之所以发生高血压病或消化性溃疡,可能与长期的精神过度紧张有关;长期的思想冲突或精神负担也可使一些人发生神经衰弱。在这方面,个体特点(条件)是非常重要的。同样的精神刺激,对有些人并无显著影响,而对另一些人却可造成长期的不良情绪,进而引起某些疾病。

3. 症状　症状是指患者主观感觉的异常,如头痛、头晕、恶心、呕吐、乏力、食欲不振、心悸等。相同的疾病其症状相似,但也可因不同的个体而有所差异;而相同的症状不一定是相同的疾病,应结合患者的体征及实验室辅助检查,做出正确的诊断。

常见的八大症状:

(1) 发热　发热指人体的体温超过正常范围,当口腔温度超过37.3℃,腋下温度超过37℃或直肠温度超过37.6℃,24 h波动超过1℃时即为发热。

感染性发热是最常见的发热,由多种急、慢性感染疾病如感冒、流感、肺炎、伤寒、麻疹、结核、蜂窝织炎等引起;非感染性发热常见于过敏性疾病、血液病、结缔组织病、恶性肿瘤等;药物也可引起发热,称为药物热。

治疗发热必须先弄清病因,只有在诊断明确,针对病因进行治疗之后,才适宜做退热治疗。但如果高热对患者体质消耗极大,引起严重症状或累及神经系统,则应采用退热药,并在医生指导下进行治疗;也可在医生建议下,去药店购买非处方解热镇痛药,以减轻发热带来的不适。

1) 阿司匹林:又称乙酰水杨酸、醋柳酸。具有解热、镇痛和抗炎作用,能缓解发热、头痛等症状。

2) 卡巴匹林钙:又称阿司匹林钙脲、速克痛。作用与阿司匹林相同。

3) 阿司匹林维生素C泡腾片:由阿司匹林与维生素C组成。阿司匹林能解热镇痛,维生素C能增强机体抵抗力。用于缓解发热、头痛、周身酸痛。

4) 对乙酰氨基酚:又称扑热息痛、醋氨酚。商品名为必理通、泰诺林、百服宁。解热作用与阿司匹林相似,对胃肠道刺激性小。

5) 布洛芬:又称异丁苯丙酸、拔怒风。商品名有贝思、芬必得、缓士芬。具有镇痛、解热和抗炎作用,可用于减轻中度疼痛,如神经痛、头痛、肌肉痛等,也用于退热。

6) 牛磺酸:又称氨基乙磺酸。商品名为润宁、泰瑞宁等。有解热、镇痛、抗炎作用,可用于退热。

7) 阿苯片:由阿司匹林与苯巴比妥组成。主要用于小儿退热,预防发热所导致的惊厥。

(2) 疼痛　疼痛是许多疾病的一种常见症状,是机体受到物理性因素或化学性因素的刺激,刺激痛觉神经纤维而发生的一种保护性反应。

常见的疼痛如头痛、关节痛、肌肉痛、神经痛、牙痛、痛经等,都是由物理性刺激或化学性刺激引起的。物理性刺激包括压迫、痉挛、牵引等;化学性刺激包括病毒、细菌的毒素、体内某些坏死组织的分解产物等。

　　无论何种疾病引起的疼痛,必须先找出病因,进行病因治疗。为减轻疼痛所带来的不适,在不影响病因治疗的前提下,可应用一些止痛的非处方药以减轻疼痛。

　　1) 布洛芬:用于镇痛,可缓解轻至中等疼痛。

　　2) 阿司匹林:用于镇痛,可缓解轻至中等疼痛。

　　3) 萘普生:商品名倍利、消痛灵。有抗炎镇痛作用,用于减轻中等程度的疼痛,如头痛、关节痛、肌肉痛、扭伤、痛经及牙痛。

　　4) 对乙酰氨基酚:用于镇痛,可缓解轻至中等疼痛。

　　5) 复方对乙酰氨基酚片Ⅰ:又名新 APC。由对乙酰氨基酚、阿司匹林、咖啡因组成。具有解热镇痛作用,适用于头痛、神经痛、肌肉痛、关节痛、牙痛、月经痛等。

　　6) 复方对乙酰氨基酚片Ⅱ:由对乙酰氨基酚、异丙安替比林、无水咖啡因组成。具有解热镇痛作用,适用于头痛、神经痛、肌肉痛、关节痛、牙痛、月经痛等。

　　7) 罗通定:又名颅通定。具有镇痛、镇静、催眠及安定作用。为中等程度镇痛药,较一般解热镇痛药强,对胃肠道系统引起的钝痛有良好效果,对外伤等剧痛效果差,对月经痛也有效,对失眠尤其是因疼痛而引起的失眠更为适宜。

　　(3) 咳嗽、咳痰　咳嗽是呼吸系统的常见症状,为机体的一种防卫性功能。咳嗽能将呼吸道内异物和病理性分泌物排出体外,起到排除异物、清洗呼吸道的作用。

　　痰液为呼吸道发生炎症时产生的过多分泌物,其刺激呼吸道黏膜引起咳嗽,并将痰液咳出,称为咳痰。

　　任何能刺激呼吸道以致诱发保护性咳嗽反射的物质均能引起咳嗽。例如感冒、流感、鼻旁窦炎、呼吸道感染时,产生的大量黏液刺激呼吸道黏膜可出现咳嗽,其中较常见的病因为急性上呼吸道感染。偶尔吸入的小颗粒、尘埃、烟雾等亦引起咳嗽。

　　慢性、持续性的咳嗽通常是病理性病变所致,可能是由吸烟、变态反应疾病、哮喘、慢性支气管炎引起,也可能是肺气肿、肺结核、肺癌的征象。

　　咳嗽是机体保护性反射,引起咳嗽、咳痰的原因很多,因此必须查明引起咳嗽的原因,针对病因进行治疗才能收到良好效果。但如果咳嗽、咳痰比较剧烈,引起全身不适,可用镇咳、祛痰药,以减轻症状。

　　咳嗽反射是由于刺激中枢神经或外周神经的感受器引起。非处方药中止咳药有针对中枢神经作用的镇咳药,有针对外周神经作用的镇咳药,以及有针对中枢和外周双相作用的止咳药。祛痰药的作用是使痰液变稀、黏稠度降低,从而有利于从气道排出。

　　1) 磷酸苯丙哌林:又称咳快好、二苯哌丙烷。为非麻醉性、中枢及外周双相镇咳药。

　　2) 枸橼酸喷托维林:又称枸橼酸维静宁、咳必清。为非麻醉性、中枢及外周双相镇咳药。

　　3) 氢溴酸右美沙芬:又称美沙芬、右甲吗喃。为非麻醉性中枢镇咳药。作用与可待因相似,但无成瘾性,故应用普遍。

　　4) 那可丁:又称盐酸乐咳平、盐酸诺斯卡品,诺斯卡宾。为外周性镇咳药,主要用于刺激性干咳。

5）盐酸氯哌丁：又名氯哌斯丁、咳平。能抑制咳嗽中枢，用于镇咳。

6）盐酸溴己新：又称溴己铵、必消痰、必嗽平。为痰液溶解剂，可用于咳痰困难者。

7）乙酰半胱氨酸：又称痰易净、易咳净。为黏痰溶解剂，用于咳痰困难者。有颗粒剂、喷雾剂两种剂型。

8）复方甘草片：主要成分为甘草流浸膏粉、阿片粉、樟脑、八角茴香油。用于镇咳祛痰，口服或含化。

9）盐酸氨溴索：又名氨溴醇、溴环己氨醇、长效痰易净、沐舒坦。为溴己新在体内的代谢物，具有溶解黏痰的作用，可用于黏痰不易咳出者。

10）愈美片：为右美沙芬与愈创木酚甘油醚组成的复方制剂。可用于上呼吸道感染、急性支气管炎等引起的咳嗽、咳痰。

本类复方制剂尚有愈酚伪麻片、美酚伪麻片、美愈伪麻胶囊、氨咖愈敏溶液，均为甲类非处方药。

（4）恶心、呕吐　恶心是一种可以引起呕吐冲动的胃内不适感，常是呕吐的前奏。呕吐是通过胃的强力收缩迫使胃内容物经口排出的症状。两者可相互伴随，也可单独存在。

常见的恶心、呕吐的原因有：①消化系统感染性疾病，如食物中毒、急性胃肠炎、病毒性肝炎；②内脏疼痛性疾病，如急性肠梗阻、胰腺炎、胆囊炎、腹膜炎；③中枢神经系统疾病，如脑炎、脑膜炎、高血压脑病；④药物引起，如化疗药物、洋地黄类药物、某些抗生素；⑤晕动病，如晕车和晕船的人发作时可出现恶心、呕吐等。

恶心、呕吐的治疗主要是病因治疗及对症治疗。由于引起恶心、呕吐的原因非常广泛，所以要认真地寻找病因，才能根治。对症治疗主要是服一些止吐药物，常用的有：

1）多潘立酮：又名胃得灵、吗丁啉。抑制催吐化学感受区，用于多种原因引起的恶心、呕吐。

2）盐酸地芬尼多：又名眩晕停。可调节前庭系统、抑制前庭神经的异常冲动，抑制呕吐中枢和眼球震颤，有较强的抗眩晕及止吐作用。可缓解和防治各种原因引起的眩晕、恶心、呕吐。

3）茶苯海明：又名乘晕宁、晕海宁、捉迷明。有较强的抗晕动作用，可防治晕飞机、车、船所致的恶心和呕吐。于乘飞机、车、船前半小时口服。

4）氢溴酸东莨菪碱：为抗晕动药，可用于预防乘机、车、船所引起的眩晕、恶心、呕吐。常用其贴片剂，一般在旅行前 $5 \sim 6\,h$ 贴于耳后无头发的皮肤处。

5）维生素 B_6：用于妊娠呕吐。

（5）腹痛　腹痛通常是指腹部，从肋骨下缘至耻骨间所发生的疼痛。腹痛可分为钝痛、绞痛(疝痛)两种。钝痛的性质是隐隐作痛，器官或内脏所发生的疼痛大多属之；绞痛则是指非常明显的疼痛。

常见的腹痛原因有：

1) 内科腹内疾病：急性胃炎、胃肠炎、胃及十二指肠溃疡、肠痉挛性绞痛、肠及胆道蛔虫症、胆石症、肾绞痛、肠系膜淋巴结炎、急性坏死性肠炎、病毒性肝炎、先天性胆总管囊肿、各种胰腺炎、各种腹膜炎、肝脓肿、膈下脓肿、尿路感染、急性盆腔炎、细菌性痢疾等。

2) 内科腹外疾病：呼吸系统疾病（上呼吸道感染、扁桃体炎、大叶性肺炎、急性胸膜炎）、心血管疾病（急性心力衰竭、心包炎、心肌炎）、变态反应性疾病（过敏性紫癜、荨麻疹、哮喘）、神经系统疾病（肋间神经痛、腹型癫痫）、代谢性疾病（低血糖症、尿毒症、卟啉病）、传染病（伤寒、流行性脑脊髓膜炎）以及败血症、带状疱疹、铅中毒等。

3) 外科疾病：急性阑尾炎、胃和十二指肠溃疡合并穿孔、机械性肠梗阻、肠套叠、肠系膜动脉栓塞、急性肠扭转、回肠憩室炎并发穿孔或梗阻、原发性或继发性腹膜炎、嵌顿性腹股沟疝、泌尿道结石、肾盂积水、肝破裂、脾破裂、异位妊娠破裂、卵巢囊肿扭转、睾丸蒂扭转、髂窝脓肿等。

腹痛可为阵发性疼痛、持续性疼痛或轻度隐痛。放射性疼痛为一个局部病灶通过神经或邻近器官而波及其他部位的疼痛，如大叶性肺炎引起同侧上腹部疼痛。一般腹痛的部位与病变的部位相一致。全腹剧烈疼痛，伴高热及全身中毒症状者，多提示原发性腹膜炎。沿输尿管部位的绞痛，伴腰痛者，应多考虑尿路结石的可能。但有的疾病，起病时的疼痛部位可能与病变部位不同，如阑尾炎。注意腹痛伴随症状。

腹痛的治疗主要是病因治疗，根据病因作相应处理。如肠痉挛给予解痉剂。胆道蛔虫症或蛔虫性部分肠梗阻，可用解痉止痛药等治疗。炎性疾病应根据病因，选用有效抗生素（甲硝唑、克林霉素、左氧氟沙星）治疗。外科急腹症应及时手术治疗。由于引起腹痛的原因非常广泛，所以要认真地寻找病因，才能根治。如购药者只是阵发性胃肠疼痛，无其他病史，无发热、寒战、恶心、呕吐、腹泻等症状，可选用非处方药中胃肠道解痉药来处理。此类药有：①颠茄：能解除平滑肌痉挛，抑制腺体分泌。用于缓解胃肠道痉挛性疼痛。②山莨菪碱：又名654-2。能明显缓解胃肠道平滑肌痉挛，用于缓解胃肠道痉挛所致的绞痛。③消旋山莨菪碱：能明显缓解胃肠道平滑肌痉挛，用于缓解胃肠道痉挛所致的绞痛。④溴丙胺太林：又名普鲁本辛。能选择性缓解胃肠道平滑肌痉挛，作用较强、较持久。用于胃肠痉挛性疼痛。⑤盐酸哌仑西平：又名哌吡氮平、必舒胃。可抑制胃酸分泌，减轻胃酸对胃壁病灶的刺激，促进消化道溃疡愈合。用于抑制胃酸及缓解胃痉挛所致的疼痛。

（6）腹胀 腹胀指胃肠功能不正常，使肠道内产生气体不能排出，发生积气而导致的症状。

大多数人的身体每日产生 500～2 000 ml 气体。由身体产生的气体必须被释放出体外，或从口（嗳气）或从直肠排出（放屁）。当产生的气体过多，聚积消化道，则腹部有膨胀感，叩之呈鼓音，严重时使人心烦意乱，痛苦万分。

健康人生活中往往由于进食不易消化的食物或饮食不洁而引起胃肠功能异常，发生积气而导致腹胀。如饮用碳酸饮料，食用某些易产气的食物如豆类、菜花和含高纤维的谷物,均可在肠道内产生大量气体。部分原因是人体中缺乏能完全消化这些食物所需的酶。当未消化的部分食物进入结肠,正常存活于结肠内的细菌使食物发酵,产生氢气、甲烷以及二氧化碳和氧气。有的人饮用牛奶也会腹胀,是因为缺乏足够的乳糖酶,不能消化牛奶中的糖类,因而发酵产生气体。高脂肪食物不会产生更多气体,但脂肪会延迟胃排空,导致气体积累而发生腹胀。此外,胃肠感染、便秘,某些疾病如肝炎、肝硬化、腹膜炎、腹腔内肿瘤等均可因腹腔积液、积气而出现腹胀。

腹胀治疗应先治疗胃肠胀气的病因,但大多数病例是一时难于根治。在调节食物结构的同时,改善消化功能,消除胀气,有助于消除患者的不适。可应用胃动力药以促进胃肠功能;用吸附药以消除肠内异常发酵而产生的气体;用乳酸菌类制剂也可减轻胀气。

1) 二甲硅油:又名聚二甲基硅油。因其表面张力小,能消除胃肠道中的泡沫,使被泡沫贮留的气体得以排出,从而缓解胀气。

2) 乳酶生:又名表飞鸣。为活肠球菌的干燥制剂,在肠内分解糖类生成乳酸,使肠内酸度增高,抑制肠内腐败菌的生长繁殖,减少发酵及产气。

3) 药用炭:又名活性炭。能吸附肠内异常发酵产生的气体,减轻腹胀。

4) 多潘立酮:又名胃得灵、吗丁啉。能增加胃肠平滑肌张力及蠕动,使胃排空速度加快,胃部得以疏通、消化和推进食物,促进食物及肠道气体排泄。用于消化不良、腹胀、嗳气、恶心、呕吐。

(7) 腹泻 腹泻是指排出异常稀薄的大便,或含有未消化食物,甚或脓血,并且排便次数频密,伴有排便急迫感、失禁、肛门周围不适等症状。

日常生活中常见引起腹泻的原因主要有 4 种:①胃酸过少或缺乏引起的胃源性腹泻;②肠道感染、肠道消化或吸收障碍以及肠道炎症、肿瘤,或食物、药物中毒引起的肠源性腹泻;③内分泌紊乱性腹泻;④功能性腹泻。

轻症腹泻通常不需要特殊治疗。严重的腹泻如伴有发热、脓血便,建议患者立即去医院就医。一般的症状较轻,多为胃肠炎引起的腹泻,可用非处方药治疗。常用的非处方止泻药有两类:一类是吸附药,通过吸附多种有毒或无毒刺激性物质,减轻肠内容物对肠壁的刺激,使蠕动减少,从而达到止泻的目的;另一类是抗菌药或肠道菌群调节药,通过抑制细菌或抑制肠道菌群,达到止泻目的。

由于腹泻会丢失大量的肠液,多次腹泻后可造成血液中的电解质紊乱,特别是钾离子丢失过多,造成全身不适。轻度脱水,可使用口服补液盐纠正。

1) 盐酸小檗碱:又名盐酸黄连素。对痢疾杆菌、大肠埃希菌引起的感染有效。防止细菌性肠炎或腹泻效果显著。

2) 蒙脱石:本药对消化道内的病毒、病菌及其产生的毒素、气体等有极强的固定、抑制作用,使其失去致病作用;此外对消化道黏膜还有很强的覆盖保护能力,修复、提高黏膜屏障对攻击因子的防御功能,具有平衡正常菌群和局部止痛作用。用于成人及儿童急、慢性腹泻。

3) 乳酸菌素：本药在肠道形成保护层,阻止病菌、毒素的侵袭;刺激肠道分泌抗体,提高肠道免疫力;选择性杀死肠道致病菌,保护并促进有益菌的生长;调节肠黏膜电解质、水分平衡;促进胃液分泌,增强消化功能。用于成人及小儿肠内异常发酵、消化不良、肠炎和小儿腹泻。

4) 复合乳酸菌胶囊：由乳酸杆菌、嗜乳酸杆菌、乳酸链球菌组成。能抑制肠道内腐败细菌的繁殖。用于肠道菌群失调引起的肠功能紊乱,如急、慢性腹泻。

5) 复方嗜酸乳杆菌片：本药由中国株嗜酸乳杆菌、日本嗜酸乳杆菌、粪链球菌和枯草杆菌等4种菌粉组成。为肠道菌群调整药。可分解糖类产生乳酸,提高肠道酸度,从而抑制肠道致病菌繁殖。用于肠道菌群失调引起的肠功能紊乱,如急、慢性腹泻。

6) 口服双歧杆菌活菌制剂：本药在肠道内与厌氧菌一起共同占据肠道黏膜的表面,形成一个生物屏障,阻止病菌的定植与入侵,产生乳酸与醋酸,降低肠内 pH,抑制致病菌生长,重建肠道菌群的平衡。用于肠道菌群失调引起的肠功能紊乱,如急、慢性腹泻。

7) 双歧三联活菌胶囊：又名培菲康。由双歧杆菌、嗜酸乳杆菌、粪链球菌组成。三者组成了一个在不同条件下都能生长、作用快而持久的联合菌群,在整个肠道黏膜表面形成一道生物屏障,阻止致病菌对人体的侵袭,抑制有害菌产生的内毒素,维持人体肠道正常生理功能。用于肠道菌群失调引起的腹泻和腹胀。

8) 鞣酸蛋白：本药在肠内经胰蛋白酶分解,缓慢释放出鞣酸,使肠黏膜表层内的蛋白质沉淀,形成一层保护膜而减轻刺激,降低炎性渗出物和减少肠蠕动,起收敛止泻作用。适用于消化不良性腹泻。

9) 口服补液盐Ⅰ：本药大袋含主要成分葡萄糖、氯化钾;小袋含氯化钾、碳酸氢钠。通过口服补充钠、钾及体液,调节水、电解质的平衡。适用于治疗和预防急、慢性腹泻造成的轻度脱水。

10) 口服补液盐Ⅱ：本药含氯化钠、氯化钾、枸橼酸钠、无水葡萄糖。作用与适应证同口服补液盐Ⅰ。

（8）便秘 便秘是指肠蠕动减少,大便过于干燥、量少,排便费力、困难。

正常人进食之后,一般需要 10～40 h 排出粪便。2 d 以上不排大便称便秘,长期经常性便秘称习惯性便秘。

绝大多数便秘是由生活安排不当而引起。如含纤维的食物摄取不足;饮水量过少;缺乏锻炼;有时有便意没有及时排便;精神心理因素也可导致便秘。持续慢性便秘常为许多严重疾病的并发症状,如肠道激惹综合征、憩室炎、大肠癌、糖尿病、帕金森病、多发性硬化症、抑郁症等。排便习惯因年龄、环境不同而有差别。例如人工喂养的婴儿比母乳喂养的婴儿更易出现便秘、粪便干燥;老人由于摄入纤维少、缺乏锻炼而易便秘;孕妇更易发生便秘。有些药物如维生素制剂、可待因、铝盐、铁剂、钙剂、抗组胺药、利尿剂、抗抑郁药、降压药等均可致便秘。

便秘的治疗主要是针对病因进行治疗,与此同时,应用非处方药中缓泻药以解决患者口臭、腹胀及排便费力、困难的痛苦。

1) 羧甲基纤维素钠颗粒：为膨胀性泻药。在肠内可充分吸收水分而膨胀，刺激肠道平滑肌蠕动而增强排便。适用于轻度、中度便秘的治疗。

2) 乳果糖：又称半乳糖。它能在结肠内经细菌作用变成乳糖和醋酸，刺激肠壁，使肠蠕动增加，从而使大便排出。

3) 比沙可啶：又称便塞停。它通过与肠黏膜接触，刺激其神经末梢，引起直肠反射性蠕动而导致排便。用于急、慢性或习惯性便秘。

4) 开塞露：能润滑并刺激肠壁、软化大便，使大便易排出。适用于小儿及年老体弱者便秘的治疗。本品装在塑料瓶内，用时将容器顶端刺破或剪开，塑料瓶口涂油脂少许，缓慢插入肛门，将药液挤入直肠内。

5) 甘油栓：它能润滑并刺激肠壁、软化大便，使大便易排出。直肠用药，塞入肛门内。

4. 体征　体征是指患病机体客观检查存在的异常，如肺部啰音、心脏杂音、肝脏肿大、脾脏肿大、下肢水肿等。

5. 病程

(1) 潜伏期　指病因作用于机体至疾病最初症状出现前的一段时间。潜伏期短者几小时，长者达数月，甚至更长，但有些疾病无潜伏期，如创伤引起的骨折。在潜伏期内，如机体的防御功能克服了致病因素则疾病停止发展，否则疾病进入前驱期。

(2) 前驱期　指从最初症状开始出现到明显症状出现前的一段时间。这时机体出现一些非特异性症状，如全身不适、食欲不振、头痛、乏力、发热等，容易造成误诊。如不能及时治疗，疾病便发展至下一期。

(3) 症状明显期　指出现该病特征性临床表现的一段时间。此期的特殊症状和体征是诊断疾病的重要依据。

(4) 转归期　指疾病的最后阶段。不同疾病有不同的结局，相同疾病可有不同结局。多数患者可完全恢复，但在某些情况下，患者可遗留某些病理状态或后遗症，甚至死亡。

6. 疾病的转归　有完全恢复健康、不完全恢复健康和死亡3种情况。

(1) 完全恢复健康　完全恢复健康或痊愈是指致病因素以及疾病时发生的各种损害性变化完全消除或得到控制，机体的功能、代谢活动完全恢复正常，形态结构破坏得到充分的修复，一切症状、体征均先后消失，机体的自稳调节以及机体对外界环境的适应能力、社会行为包括劳动力也完全恢复正常。

完全恢复健康说明机体的防御、代偿等反应取得绝对的优势。完全恢复健康是常见的。不少传染病痊愈以后，机体还能获得特异的免疫力。

(2) 不完全恢复健康　不完全恢复健康是指肌体损伤性变化得到了控制，主要症状已经消失，但体内仍存在着某些病理变化，只是通过代偿反应才能维持着相对正常的生命活动。如果过分地增加机体的功能负荷，就可因代偿失调而致疾病再现。

例如心瓣膜病引起的心力衰竭经内科治疗后，患者的主要症状可以消失，但心瓣膜的病变依然存在,只是由于心脏及心外的各种代偿反应,才能维持"正常"的血液循环。如果不适当地增加体力负荷,则又可导致代偿失调而重新出现心力衰竭时的血液循环障碍。

严格地说,这种所谓不完全恢复健康的人,实际上并不健康,而仍然应当被看作是患者,并应受到恰当的保护和照顾。因外伤或其他疾病引起的各种残废,如肢体截除、肢体瘫痪等,也应归入不完全恢复健康的范畴。

（3）死亡　如果疾病时的各种严重损伤占优势而防御、代偿等抗损伤反应相对不足,或者自稳调节的紊乱十分严重,不能建立新的平衡,又无及时正确的治疗,患者就可发生死亡。当然,有些疾病,即使经过积极治疗,仍将导致患者死亡。

死亡的原因可以是生命重要器官（如心、脑、肝、肾、肺、肾上腺等）发生严重的不可恢复的损伤,也可以是慢性消耗性疾病（如严重的结核病、恶性肿瘤等）引起的全身极度衰竭,也可以是由于失血、休克、窒息、中毒等因素使各器官系统之间的协调发生严重的障碍。

二、免疫学基础

（一）免疫概述

1. 免疫学概念　免疫是指机体抵抗病原体,避免疾病发生的一种功能,是机体的免疫系统通过抗原刺激而引起的,如接种牛痘疫苗预防天花,接种炭疽菌苗预防炭疽。以前"抗原"就是指微生物和它们的代谢产物及微生物、毒素制成的菌苗、疫苗、类毒素。如今抗原不仅指微生物,还包括动物蛋白、植物蛋白、人体自身抗原、肿瘤抗原、合成和半合成的抗原等。它们都能引起机体特异性的免疫应答。

现代免疫是指机体对抗原的识别和应答,清除体内的异己成分,维护机体的生理平衡,保持健康状态。研究免疫功能产生规律的科学称为免疫学。

2. 免疫功能　正常免疫能发挥三大功能来维护机体内部生理环境的稳定,包括免疫防御、免疫稳定、免疫监视。①清除进入机体的微生物和寄生虫,中和它们产生的毒素,称之为免疫防御。正常情况下能发挥有效的抗感染作用。但在免疫异常情况下,有可能引起机体自身损害,即超敏反应（变态反应）,也可能因机体免疫缺陷或受抑制而发生感染。②人体每时每刻处于动态平衡中,许多组织在衰老死亡,而又有许多组织在新生。衰老死亡的组织必须及时地由免疫系统来清除,称为免疫稳定。但是如果免疫系统异常时,清除了人体正常组织,给机体带来损害,则引起自身免疫性疾病。③我们的机体处于复杂的环境中,每天都可能有很多细胞的基因发生突变。在突变细胞中,有一些细胞发展成为肿瘤细胞。免疫系统具有随时清除肿瘤细胞的功能,发挥抗肿瘤作用,称为免疫监视。如果免疫功能低下,则易发生肿瘤（表1-1）。

表 1－1　免疫功能及其表现

功　能	正常表现	异常表现
免疫防御	清除病原体抗感染	超敏反应、感染
免疫稳定	清除衰老、变性、死亡组织	自身免疫性疾病
免疫监视	清除癌细胞，抗肿瘤	肿瘤发生

3. 免疫系统的组成　免疫功能是由机体的免疫系统来完成的。免疫系统由免疫器官、免疫细胞、免疫分子组成。

免疫器官包括中枢免疫器官(即骨髓和胸腺)和周围免疫器官(即脾脏和淋巴)。

与免疫应答有关的细胞称免疫细胞，包括淋巴细胞和树突状细胞、巨噬细胞、中性粒细胞等，其中最重要的细胞是 T 细胞和 B 细胞，它们合称为免疫活性细胞。在抗原刺激下活化增殖，引起细胞免疫和体液免疫。抗原呈递细胞能摄取、加工、处理和呈递抗原，分泌细胞因子。自然杀伤细胞(NK 细胞)和巨噬细胞、中性粒细胞能杀伤、吞噬抗原细胞和异物。

免疫分子包括免疫球蛋白、补体、溶菌酶等。

(二) 抗原

1. 抗原的概念及作用　凡是能刺激机体引起免疫应答的物质称为抗原。它具有两个特性：①免疫原性，即刺激机体免疫系统，使之产生相应抗体或激活效应淋巴细胞；②免疫反应性，即抗原能在体内、体外与相应抗体或效应淋巴细胞特异性结合引起免疫反应。同时具有两种性能的抗原又被称为完全抗原。

有一些物质，不具有免疫原性但有免疫反应性，这种物质被称为半抗原。例如青霉素，因相对分子质量小，单独不能刺激机体产生抗体，却能与相应抗体结合，是半抗原，但它与蛋白质结合后，即有了免疫原性，可成为完全抗原。与半抗原结合的蛋白质被称作载体。

抗原的作用主要表现为：①刺激机体免疫系统产生特异抗体；②激活效应淋巴细胞，激发人体免疫功能；③能与相应抗体特异结合引起免疫反应。可利用前两者作用进行抗原疫苗注射，提高机体免疫力，利用后者特异性免疫反应，协助临床诊断疾病。

抗原决定基是抗原分子中决定抗原特异性的特殊化学基团，一般由几个至十几个氨基酸构成。它是与抗体特异性结合的部位，也是与免疫细胞抗原受体特异结合的部位。抗原决定基是抗原特异性的基础。

不同抗原存在不同的抗原决定基，刺激机体产生不同的抗体。少数不同的抗原之间存在相同或相似的抗原决定基，能刺激机体产生相同的抗体或与同一抗体起反应，含有相同抗原决定基的抗原称共同抗原，一种抗体与共同抗原起反应，称为交叉反应。交叉反应有强有弱，可因共同抗原决定基相似程度而异。

2. 构成抗原的条件

(1) 异物性 异物性就是被机体免疫细胞视为"异己"。正常情况下,免疫系统不对自身组织发生排除(斥)反应。抗原物质与机体种属关系越远,组织结构差异越大,抗原的免疫原性越强。

免疫细胞在胚胎时期不曾接触过的物质均称异物。如机体的免疫细胞在胚胎时期接触过的自身组织细胞就不被视为异物,对该机体就不再具有免疫原性,出生后,免疫系统就不能排除它们。微生物及同种异型组织、自身的一些出生后才出现的成分,如晶状体蛋白、生殖细胞,均被当作异物而成为抗原。

(2) 化学结构与相对分子质量 抗原分子结构的复杂性及相对分子质量与免疫原性有关。抗原的相对分子质量都在 10 000 以上,相对分子质量越大,在体内存留时间越长,越能刺激免疫细胞引起免疫应答。抗原分子结构越复杂,所带的复杂基团如酪氨酸残基就越多,免疫原性就越强。一般说来,蛋白质符合这样的要求。蛋白质在凝聚变性时,或吸附于一些无关的体积较大的"颗粒"表面时,免疫原性会增强。

(3) 与免疫细胞的易接近性 抗原决定基与免疫细胞抗原受体能否结合是引起免疫应答的关键,这取决于抗原决定基的空间构型和电荷状况与免疫细胞受体之间的吻合程度。吻合程度越高,越匹配,免疫原性越强;不易结合或结合不牢,不表现免疫原性或免疫性弱。

(4) 机体状况 机体的遗传因素、年龄、生理状态能显著影响免疫应答。同样抗原在不同人体内,免疫原性表现不同。机体使用了免疫抑制剂、细胞毒药物(如肿瘤患者使用的一些抗肿瘤药),对抗原应答的能力将减弱或消失。抗原进入机体的途径、剂量也可影响抗原的免疫原性。

(三) 抗体

1. 免疫球蛋白的概念 人们很早就观察到,感染某种细菌康复后,血清中出现了一种物质能使该细菌凝集,该物质后来被称为抗体。实验证明,抗体为球蛋白,是由浆细胞分泌产生的。

在骨髓瘤患者血清中出现了一种异常的球蛋白,也和抗体一样来自浆细胞,但为恶变的浆细胞。国际会议决定,将具有抗体活性、化学结构和抗体相似的球蛋白,命名为免疫球蛋白(Ig)。因此,抗体是从生物学功能上讲,而免疫球蛋白是从化学结构来描述。免疫球蛋白是具有免疫功能的球形蛋白,抗体是免疫球蛋白,但免疫球蛋白不一定都是抗体。

免疫球蛋白存在于血清、唾液、乳汁等体液成分中,所以将抗体介导的免疫称为体液免疫。

2. 5 类免疫球蛋白的特性

(1) IgG 为人体内含量最多的免疫球蛋白,占血清免疫球蛋白的 75%。IgG 的半衰期最长,可达 3 周左右,是体内重要的抗病毒、抗菌和中和毒素的抗体,如动物免疫血清中的抗毒素、医用丙种球蛋白。免疫血清也是来自动物和人血清的 IgG,是唯一能通过胎盘保护胎儿的抗体。

（2）IgM 相对分子质量最大,由 5 个免疫球蛋白单体组成,有 10 个抗原结合点。IgM 是胎儿唯一能自己合成的抗体。抗原刺激后最早产生,因而有重要的临床诊断意义。高效价的 IgM 抗体,表示近期有过抗原刺激。由于其相对分子质量大,故有强大的凝集细菌作用及激活补体作用。

（3）IgA 血清中的 IgA 较少,大部分 IgA 存在于黏膜表面和外分泌液中,被称为分泌型 IgA。IgA 通过上皮细胞到达黏膜表面,能保护黏膜表面不受病原侵袭。如果黏膜表面 IgA 不足,机体就容易患呼吸道、消化道感染性疾病,也容易因抗原的进入而触发超敏反应。

（4）IgD 为 B 细胞膜表面的重要受体。未成熟 B 细胞表面仅有 IgM,此时与抗原结合即发生免疫耐受。成熟 B 细胞表面带 IgD,在细胞活化或成为记忆细胞时,IgD 又消失。IgD 能脱落到血清中,故血清中含量甚微。

（5）IgE 血清中最少。嗜碱性粒细胞和肥大细胞表面存在很多 IgE 的受体,与 IgE 亲和力很高。IgE 结合于上述细胞表面即可能发生 I 型超敏反应。

（四）免疫应答

1. 免疫应答的概念 免疫应答是指抗原物质进入机体,刺激免疫活性细胞,免疫活性细胞活化、增殖、分化及随后导致的一系列效应的全过程。所以,免疫应答就是抗原与机体的相互作用过程。

免疫系统在识别抗原后,通过一系列作用将抗原排除,称正应答。抗原进入机体,机体对该抗原无任何反应发生,即为免疫耐受现象,属于负应答。如对微生物抗原负应答,则形成持续感染。

2. 免疫应答的部位 抗原进入机体,即沿着淋巴管进入淋巴结,如进入血液循环,则会到达脾脏。淋巴结和脾脏有大量的淋巴细胞、巨噬细胞、树突状细胞,免疫应答就发生在这里。

3. 免疫应答的基本过程 免疫应答过程可被人为地分为 3 个阶段:①抗原进入机体被抗原呈递细胞捕捉、处理交给免疫活性细胞,免疫活性细胞通过抗原受体识别抗原,称为抗原识别阶段,又称感应阶段;②免疫活性细胞受到抗原刺激后,在一些细胞因子作用下开始活化、增殖、分化,称为免疫活性细胞活化、增殖、分化阶段,又称反应阶段;③免疫球蛋白、各种效应 T 细胞发挥作用,完成免疫应答,称为效应阶段。

第三部分 人体解剖生理学基础

一、概述

(一) 人体解剖生理学的研究对象和任务

人体解剖生理学是研究人体各部正常形态结构和生命活动规律的科学。它由人体解剖学和人体生理学两部分组成。前者是研究人体各部正常形态结构的科学；后者是研究人体生命现象或生理功能的科学。人体生理学是以人体解剖学为基础，但又能促进解剖学的发展。因此，人体解剖学和人体生理学既有分工又密切联系，可以分为两门学科，也可以合并为一门学科。

人体解剖学又分为大体解剖学、组织学和胚胎学。大体解剖学是借助解剖手术器械切割尸体的方法，用肉眼观察各部的形态和构造的科学。组织学是借助显微镜研究各器官、组织以及细胞的微细结构的科学，目前已发展到用电子显微镜来研究细胞内的超微结构。胚胎学则研究由受精卵发展到成体过程中形态结构发生的科学。人体的结构十分复杂，构成人体的基本单位是细胞，由细胞构成组织，组织再构成器官，器官再构成系统。人体解剖学把人体全部构造分成骨骼、肌肉、循环、呼吸、消化、泌尿生殖、神经、内分泌等系统以及感觉器官。

人体生理学的任务是阐明正常人体生命现象，就要涉及血液循环、呼吸、消化、排泄、生殖、神经等系统以及肌肉活动的功能特点、产生的原理、活动规律以及人体内外环境变化对它们的影响。

机体活动规律的理论和假设都只能从实际观察中得到，有的是通过实验来获得，或从实验中检验和发展。因此，生理学既是一门自然科学也是一门实验科学。

在学习过程中，必须首先了解正常人体各组成部分的功能，才能理解在疾病状态下身体某器官或系统在结构和功能上的病理变化，以及药物治疗对其的影响。

人体解剖学和人体生理学本是两门独立的学科，它们是现代医、药学的基础。只是为了药学课程的特点，把两者合成为人体解剖生理学，而且侧重在生理学。其与药理学、生物化学等学科的发展关系密切，彼此还互相促进。药学工作者必须具备人体解剖生理学的知识。

(二) 人体解剖学标准姿势和基本术语

为了正确描述人体结构的形态、位置以及它们的相互关系，特别制定了统一标准，即解剖学姿势和方位术语，初学者必须准确掌握这项知识，以利于学习、交流而避免误解。

1. 解剖学姿势 在描述人体体位、各器官结构的形态、位置及毗邻关系时，都应以标准的姿势为依据。因此必须确立一个标准姿势,这一标准姿势称为解剖学姿势,即身体直立,两眼平视前方,双足并立,足尖朝前;上肢垂于躯干两侧,手掌朝向前方(拇指在外侧)(图1-1)。总之,解剖学标准姿势以"立正"姿势为基础,区别在于手和足两处有所修正。在学习和实践过程中,无论被观察的标本、模型、尸体处于俯卧位、仰卧位、横位或倒置,或者只是身体的一部分,都应依照标准姿势进行描述。

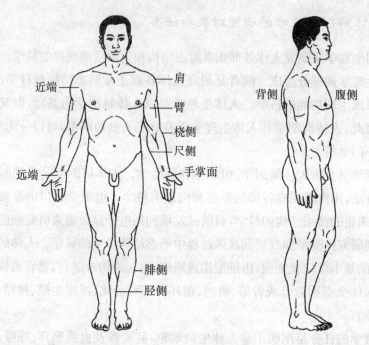

图1-1 解剖学姿势和方位

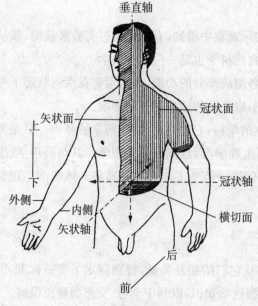

图1-2 人体的轴和面

2. 人体的轴和面(图1-2)

(1) 轴 以解剖学姿势为准,可将人体设3个互相垂直的轴,即矢状轴(为前后方向的水平线)、冠状(额状)轴(为左右方向的水平线)、垂直轴(为上下方向与水平线互相垂直的垂线)。轴多用于表达关节运动时骨的位移轨迹所沿的轴线。

(2) 面 按照轴线可将人体或器官切成不同的切面,以便从不同平面观察某些结构。

1) 矢状面:是沿矢状轴方向所做的切面,它是将人体分为左、右两部分的纵切面,如该切面恰通过人体的正中线,则叫做正中矢状面,可将人体分为左、右相等的两半。

2）冠状面或额状面：是沿冠状轴方向所做的切面，它是将人体分为前、后两部分的纵切面，与矢状面和水平面相垂直。

3）水平面或横切面：沿水平线所做的横切面，它将人体分为上、下两部分，与上述两个纵切面相垂直。

需要注意的是，器官的切面一般不以人体的长轴为准而以其本身的长轴为准，即沿其长轴所做的切面叫纵切面，而与长轴垂直的切面叫横切面。

3. 方位术语　在描述人体结构的相互关系时，规定了标准的方位术语，这些名词都以解剖学姿势为标准制定，通常都是相应成对的术语。常用的有：

（1）上和下　是描述部位高低的术语。按解剖学姿势，头居上足在下。在四肢则常用近侧和远侧描述部位间的关系，即靠近躯干的根部为近侧，而相对距离较远或末端的部位为远侧。

（2）前和后　通常又称为腹侧和背侧。靠身体腹面者为前，而靠背面者为后。在描述手时则常用掌侧和背侧。

（3）内侧和外侧　是以身体的中线为准，距中线近者为内侧，离中线相对远者为外侧。如手的拇指在外侧而小指在内侧。在描述上肢的结构时，由于前臂尺、桡骨并列，尺骨在内侧，桡骨在外侧，故可以用尺侧代替内侧，用桡侧代替外侧。下肢小腿部胫、腓骨并列，胫骨在内侧，腓骨居外侧，故又可称为胫侧和腓侧。

（4）内和外　是用以表示某些结构和空腔器官关系的术语，近内腔者为内，远离内腔者为外。应注意与内侧和外侧区分。如胸壁肌肉中肋间外肌为外，肋间内肌为内。

（5）浅和深　是描述与皮肤表面相对距离关系的术语。靠近体表的部分称为浅，远离体表者则为深。

4. 人体器官的变异、异常与畸形　人体解剖学里描述的器官形态、构造、位置、大小及其血液供应和神经分布均属正常范畴，在统计学上占优势。人体的有些结构与正常形态虽不完全相同，但与正常值比较接近，差异不显著，称变异。如超出一般变异范围，统计学上出现率极低，甚至影响正常生理功能者，称为异常。

（三）人体生理学研究的3个水平

人体最基本的结构和功能单位是细胞，许多功能相近的细胞构成组织、器官，由功能上密切联系的一些器官构成系统。各个器官、系统相互联系、相互影响构成了人体复杂的整体。因此，生理学研究从下列层次进行。

1. 细胞和分子水平的研究　研究构成某器官各种细胞的生理特性和构成细胞的各个分子，特别是生物大分子的物理和化学特性。针对细胞和生物大分子的功能进行研究所获得的知识称为细胞生理学。

2. 器官和系统水平的研究　研究各器官和系统的功能，及其在机体整个生命活动中所起的作用。例如,心脏如何射血、肾脏如何产生尿液、消化系统如何从食物中获取营养物质。

3. 整体水平的研究　研究人体整体情况下各器官、系统间的相互联系、相互作用和相互协调,以及整个机体在变化的环境中是如何维持正常的生命活动。

以上 3 个水平的研究不可分割,互相联系和相互补充。

(四) 机体的内环境和稳态

成人体内的液体约占体重的 60%,称为体液。其中 2/3 分布在细胞内,称为细胞内液;1/3 分布在细胞外,称为细胞外液。

细胞外液中,约 1/4 分布在心血管系统内,即血浆;其余 3/4 分布在组织间隙中的组织液和少量存在于一些体腔内的液体,如关节腔内的滑液,胸膜腔、腹膜腔、心包腔内的液体,以及眼内液、脑脊液等。

人体绝大多数细胞并不直接与外界环境相接触,它们直接接触的是细胞外液。因此,细胞外液成为体内细胞直接接触的环境,在生理学中称为内环境。细胞内液和细胞外液之间通过细胞膜发生物质交换。

在正常情况下,细胞外液的物理和化学性质,如 O_2 分压和 CO_2 分压、渗透压、pH 值等是处在一种相对稳定的状态,称为内环境的稳态。

内环境稳态是细胞行使正常生理功能和机体维持正常生命活动的必要条件。而细胞、组织、器官和系统的正常功能又是内环境稳态的重要保证。

(五) 生命活动的基本特征

通过对各种生物体的观察和研究,发现生命活动有 4 个基本特征,即新陈代谢、兴奋性、适应性和生殖。

1. 新陈代谢　是指在生命活动过程中,机体与外界环境之间的物质和能量交换,以及人体内部的物质变化和能量转化,包括同化作用和异化作用。

同化作用是指机体不断地从外界摄取营养物质,合成自身成分,同时贮存能量。异化作用是指机体不断分解自身成分,释放能量,供机体生命活动的需要,并将分解的代谢产物排出体外。机体在新陈代谢的基础上表现出生长、发育、运动、生殖等一系列生命活动。新陈代谢一旦停止,生命即告结束。

2. 兴奋性　是生物体对刺激发生反应的能力或特性。环境的变化,生物体内部的生化过程和外部表现的功能活动也发生相应的变化。

如夏季气温升高,人体需水量增加,且出汗增多以增加散热保持体温的恒定。能引起生物体发生改变的环境变化称为刺激。在刺激作用下,生物体所产生的改变称为反应。

任何组织对刺激所发生的反应有两种不同的形式:一种是兴奋,即由活动弱变为活动强或由相对静止变为活动状态;另一种是抑制,即由活动强变为活动弱或由活动状态变为相对静止。兴奋性使生物体对环境的变化发生相应的反应,是生物体生存的必要条件。

3. 适应性 环境变化时,机体能作出相应的反应以适应环境的变化。机体在各种环境变化中,作出相应反应以保持自己生存的能力或特征,称为适应性。

人类由于从事社会劳动,不仅能依靠生理反应被动地适应环境,更重要的是通过自己的劳动,主动地改造自然,使之适合自己的生理要求。这是更高一级的适应。

4. 生殖 是指生物体生长、发育到一定阶段后,能产生与自己相似的新个体,延续种系的生命活动过程。通过生殖过程进行自我复制和繁殖,才能实现种系的延续,故生殖也是生命活动的基本特征。

(六)生理功能的调节

人体为一个有机整体,并与环境变化相适应,是因为人体有着完善的、精确的调节系统。人体生理功能的调节方式包括神经调节、体液调节及自身调节。

1. 神经调节 通过神经系统的活动,对机体功能活动发挥的调节作用,称为神经调节。神经调节的基本过程是反射。反射活动的结构基础是反射弧(图1-3)。

反射弧由感受器、传入神经纤维、反射中枢、传出神经纤维和效应器5个基本部分组成。如果其中的任一部分破坏,均导致反射的消失。反射可分为非条件反射和条件反射两类。

机体各种细胞、器官的活动可以通过各种神经反射对内、外环境的变化发生恰当的应答,故能适应外界环境的变化,或维持机体内环境的稳态。神经调节的特点是反应比较迅速、作用比较局限和精确。

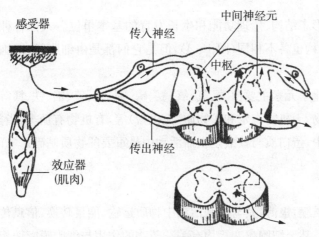

图1-3 反射弧

2. 体液调节 体液调节是指机体的内分泌腺分泌的激素,通过血液循环运送到身体各个部分,对机体的新陈代谢、生长、发育、生殖等生理功能进行调节。体液调节一般比较缓慢,作用比较广泛和持久。

3. 自身调节　许多器官、组织、细胞不依赖于神经或体液调节而自身也能对周围环境变化产生适应性反应,称为自身调节。相对其他调节方式,自身调节范围较小,灵敏度较差。

4. 生理功能调节的自动控制系统　以上人体生理功能的各种调节形式可以用工程技术领域的自动控制理论加以解释。控制系统的基本组成包括控制部分、受控部分和监测装置。

反射中枢、内分泌腺等调节部分,可看作为控制部分;效应器可看作为受控部分。这是一个闭环系统,即在控制部分和非控制部分之间存在着双向信息联系,即控制部分发出控制信号支配受控部分的活动,同时受控部分的功能状态经监测装置检测后发出反馈信号改变控制部分的活动。

控制部分(反射中枢、内分泌腺等)控制受控部分(效应器等),受控部分发出反馈信号影响控制部分活动的过程称为反馈。根据反馈信息的作用效果将反馈分为两类,即负反馈与正反馈。

(1) 负反馈　反馈信息抑制或减弱控制部分的活动,称为负反馈。它是维持内环境稳态的重要途径。如体温的恒定、血压的稳定。其意义在于使机体的某项生理功能保持稳定。

(2) 正反馈　反馈信息促进或加强控制部分的活动,称为正反馈。其意义在于使机体的某项生理功能在同一作用上不断加强,以致使这一功能得以迅速完成,如排尿反射、分娩过程中缩宫素的分泌、血液凝固等。

二、细胞的结构和功能

细胞是人体形态结构、生理功能和生长发育的基本单位。人体各种细胞生理功能不同,它们的形态结构也各不相同(图1-4),但是它们都是由细胞膜、细胞质和细胞核三部分组成。

构成细胞的化学元素主要由碳、氢、氧、氮、磷、钾、钠、硫、铝、铁、镁等。这些元素又构成无机物和有机物,无机物有水和矿物质(无机盐)等,有机物有糖类、脂类、蛋白质和核酸等。这些化合物中,蛋白质与核酸是生命活动中最重要的物质基础。

(一) 细胞膜

细胞膜又称质膜,极薄,其与细胞活动中物质运输、能量转换、信息传递、激素作用、细胞识别、细胞免疫,甚至细胞癌变等均有关。药物的作用与细胞膜密切相关。

1. 细胞膜的化学组成和分子结构

细胞膜主要由脂类、蛋白质组成,还含有一定量的糖类。

关于膜的分子结构,公认的是液态镶嵌模型学说:在液态的脂质双分子层中,镶嵌着不同生理功能的球形蛋白质(图1-5)。

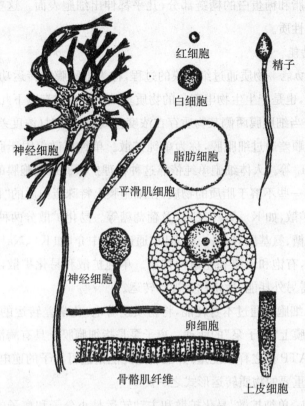

图 1-4 人体细胞的形状

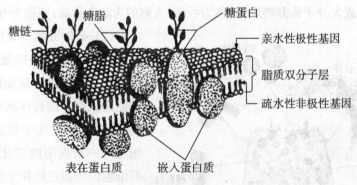

图 1-5 细胞膜的分子结构示意图

膜的蛋白质分子,有的嵌入在类脂双分子层之间称为嵌入蛋白质,有的附着在类脂分子层的外表面称为表在蛋白质。

嵌入蛋白质具有许多重要的功能,其中有的是转运膜内外物质的载体、通道和离子泵,有的是接受激素、递质和其他活性物质的受体,还有的是具有催化作用的酶。表在蛋白质的功能则和细胞的吞噬作用、吞饮作用、变形运动以及细胞分裂中的细胞膜的分割有关。

细胞膜所含的糖类主要是一些寡糖和多糖。它们与蛋白质结合形成糖蛋白,与脂类结合形成糖脂。糖脂和糖蛋白的糖链部分,几乎都伸出细胞表面。这些细胞表面的糖链部分有的具有抗原性质。

2. 细胞膜的功能

(1)物质转运功能　物质通过细胞膜的过程,称为细胞膜的转运功能,是细胞新陈代谢必需的生理过程,也是产生生物电现象的物质基础。其方式有以下几种:

1)单纯扩散:当细胞膜两侧某物质存在浓度差或电位差时(浓度差与电位差合称电-化学差),物质因其顺差通过细胞膜,称为单纯扩散。单纯扩散仅限于脂溶性的小分子物质,如 O_2、CO_2、NH_3 等。人体细胞单纯依靠这种物理扩散通过细胞膜的物质较少。

2)易化扩散:一些不溶于脂质的物质,在细胞膜上特殊蛋白质的"帮助"下,顺差通过细胞膜,称为易化扩散,如 K^+、Na^+、Ca^{2+} 及葡萄糖等。易化扩散分两种类型:一类以"载体"为中介,如葡萄糖、氨基酸等;另一类是以"通道"为中介,如 K^+、Na^+、Ca^{2+}。易化扩散的特点是特异性高,有饱和现象和竞争性抑制。单纯扩散和易化扩散,物质都是顺电-化学差进行转运,不需另外耗能,故统称为被动转运。

3)主动转运:细胞膜通过本身耗能,将物质逆着电-化学差转运的过程,称为主动转运。此过程需借助膜上"离子泵"的活动。离子泵是指细胞膜上具有酶活性的一种特殊蛋白质,它可以分解 ATP 使之释放能量,并能利用此能量进行离子的逆电-化学差转运。主动转运是细胞膜最重要的物质转运形式之一。

4)入胞和出胞:单纯扩散、易化扩散和主动转运是小分子和离子的转运方式。大分子或物质团块、脂滴进出细胞,则称之为入胞作用和出胞作用。入胞的若为物质团块如细菌、病毒、异物或大分子营养物质等,称为吞噬;入胞的为液态脂滴,则称为吞饮。

(2)受体功能　受体是指细胞膜或细胞内的一类特殊蛋白质,可分为膜受体和胞质或胞核受体两大类。其功能是识别和结合体液中特殊的化学物质,并能传导化学信息。从而引起细胞内一系列酶的变化,以控制和调节细胞的代谢过程和生理过程。

(3)抗原功能　膜抗原是指细胞膜上一类具有特殊功能的糖蛋白或糖脂。如血型抗原、组织相溶性抗原等。

(二)细胞质

细胞质又称胞质、胞浆、胞液,是由细胞质基质、内膜系统、细胞骨架和包涵物组成(图 1-6)。

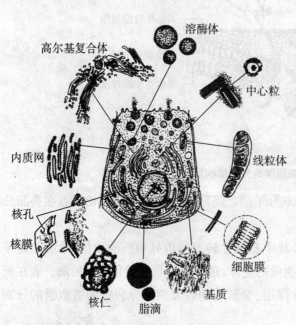

图 1-6　细胞的电镜结构模式图

1. 细胞质基质　又称胞质溶胶，是细胞质中均质而半透明的胶体部分，充填于其他有形结构之间。

细胞质基质的化学组成可按其相对分子质量大小分为 3 类，即小分子、中等分子和大分子。小分子包括水、无机离子；中等分子包括脂类、糖类、氨基酸、核苷酸及其衍生物等；大分子则包括多糖、蛋白质、脂蛋白和 RNA 等。细胞质基质的主要功能是为各种细胞器维持其正常结构提供所需要的离子环境，为各类细胞器完成其功能活动供给所需的一切底物，同时其也是进行某些生化活动的场所。

2. 内膜系统　内膜系统是通过细胞膜的内陷而演变成的复杂系统，它构成各种细胞器，如内质网、线粒体、高尔基复合体、溶酶体等。这些细胞器均是互相分隔的封闭性区室，各具备一套独特的酶系，执行着专一的生理功能。

(1) 内质网　是扁平囊状或管泡状膜性结构，以分支互相吻合成为网络，表面附着有核糖核蛋白体者称为粗面内质网，膜表面不附着核糖核蛋白体者称为滑面内质网，两者有通连。

核糖核蛋白体附着在内质网上，其主要功能是合成分泌蛋白质（如免疫球蛋白、消化酶等），但也制造某些结构蛋白质（如膜镶嵌蛋白质、溶酶体等）。粗面内质网分布于绝大部分细胞中，而在分泌蛋白旺盛的细胞（如浆细胞、腺细胞），粗面内质网特别发达，其扁囊密集呈板层状，并占据细胞质很大一部分空间。一般说来，可根据粗面内质网的发达程度来判断细胞的功能状态和分化程度。

滑面内质网多是管泡状，仅在某些细胞中很丰富，并因含有不同的酶类而功能各异：

1) 类固醇激素的合成：在分泌类固醇激素的细胞中，滑面内质网膜上有合成胆固醇所需的酶系，在此合成的胆固醇再转变为类固醇激素。

2) 脂类代谢：小肠吸收细胞摄入脂肪酸、甘油及一酰甘油，在滑面内质网上酯化为三酰甘油；肝细胞摄取的脂肪酸也是在滑面内质网上被氧化还原酶分解，或者再度酯化。

3) 解毒作用：肝细胞的滑面内质网含有参与解毒作用的各种酶系，某些外来药物、有毒代谢产物及激素等在此经过氧化、还原、水解或结合等处理，成为无毒物质排出体外。

4) 贮存与调节：横纹肌细胞中的滑面内质网又称肌浆网，其膜上有钙泵，可将细胞质基质中的 Ca^{2+} 泵入、贮存起来，导致肌细胞松弛，在特定因素作用下，贮存的 Ca^{2+} 释出，引起肌细胞收缩。胃底腺壁细胞的滑面内质网有 Cl^- 泵，当分泌盐酸时将 Cl^- 释放，参与盐酸的形成。

(2) 高尔基复合体　在蛋白质分泌旺盛的细胞中高尔基复合体发达。高尔基复合体对来自粗面内质网的蛋白质进行加工、修饰、糖化与浓缩，使之变为成熟的蛋白质，如在胰岛 β 细胞中将前胰岛素加工成为胰岛素。

高尔基复合体具有多种糖基转移酶，许多蛋白质在此被糖化形成糖蛋白。此外，各种溶酶体也在高尔基复合体浓聚形成初级溶酶体。

(3) 溶酶体　为有膜包裹的小体，内含多种酸性水解酶，如酸性磷酸酶、组织蛋白酶、胶原蛋白酶、核糖核酸酶、葡萄糖苷酶和脂酶等,能分解各种内源性或外源性物质。它们的最适 pH 值为 5.0。不同细胞中的溶酶体不尽相同,但均含酸性磷酸酶,故该酶为溶酶体的标志酶。按溶酶体是否含有被消化物质(底物)可将其分为初级溶酶体和次级溶酶体。

(4) 线粒体　常为杆状或椭圆形,在不同类型细胞中线粒体的形状、大小和数量差异甚大。能利用呼吸链产生的能量合成 ATP,并把能量贮存于 ATP 中。细胞生命活动所需能量的 95% 左右由线粒体以 ATP 的方式提供,因此,线粒体是细胞能量代谢中心。线粒体另一个功能特点是可以合成一些蛋白质。

(5) 过氧化物酶体　又称微体,是有膜包裹的圆形小体,多见于肝细胞与肾小管上皮细胞。过氧化物酶体含有 40 多种酶,不同细胞所含酶的种类不同,但过氧化氢酶则存在于所有细胞的过氧化物酶体中。各种氧化酶能使相应的底物氧化。在氧化底物过程中,氧化酶使氧还原成过氧化氢,而过氧化氢酶能使过氧化氢还原成水。这种氧化反应在肝、肾细胞中是非常重要的。

(6) 核糖体　是由核糖体 RNA(mRNA)和蛋白质组成的椭圆形致密颗粒。核糖体由一个大亚基与一个小亚基构成。核糖体能将 mRNA 所含的核苷酸密码翻译为氨基酸序列,即新合成的肽链从大亚基中央管释出,肽链可进一步聚合形成细胞质基质中的游离核糖体合成细胞自身的结构蛋白,如细胞骨架蛋白、细胞基质中的酶类等,供细胞代谢、增殖和生长需要。

因此,在增殖旺盛的细胞中游离核糖体极多。在内质网膜表面的附着核糖体除合成结构蛋白外,主要合成分泌性蛋白。核糖体丰富的细胞,在光镜下胞质呈嗜碱性。

3. 细胞骨架　细胞的特定形状以及运动等均有赖于细胞质内蛋白质丝织成的网状结构——细胞骨架。细胞骨架是由微管、微丝、中间丝和微梁网组成。

(1) 微管　微管具有多种功能。微管的支架作用可保持细胞形状。微管参与细胞的运动,如细胞分裂时,由微管组成的纺锤体可使染色体向两极移动,如果加入秋水仙素则分裂停止于中期。纤毛和鞭毛的摆动、胞吞和胞吐作用、细胞内物质的运送都需要微管参与。

(2) 微丝　微丝是肌细胞内的恒定结构。微丝除具有支持作用外,还参与细胞的收缩、变形运动、细胞质流动、细胞质分裂以及胞吞、胞吐过程。

(3) 中间丝　又称中等纤维,直径 8~11 nm,介于细丝与粗丝之间,因而得名。中间丝可分为 5 种,各由不同蛋白质构成。在人体中绝大部分细胞仅含有一种中间丝,故具有组织特异性,且较稳定。

(4) 微梁网　是用超高压电镜等技术在完整细胞中观察到的由直径 3~6 nm 的纤维交织形成的立体网架。

4. 中心体　中心体多位于细胞核周围,由一对互相垂直的中心粒构成。在细胞分裂时,以中心粒卫星为起点形成纺锤体,参与染色体的分离。有纤毛或鞭毛的细胞,中心粒形成基体,参与微管组的形成。

5. 包涵物 包涵物是细胞质中本身没有代谢活性,却有特定形态的结构。有的是贮存的能源物质,如糖原颗粒、脂滴;有的是细胞产物,如分泌颗粒、黑色素颗粒。残余体也可视为包涵物。

（三）细胞核

人体绝大多数种类的细胞具有单个细胞核,少数无核、双核或多核。核的形态在细胞周期各阶段不同,间期核的形态在不同细胞亦相差甚远,但其结构都包括核被膜、染色质、核仁、核基质四部分。细胞核主要功能是储存遗传信息,控制细胞代谢、分化和增殖活动。

1. 核被膜 核被膜包裹在核表面。核被膜表面有核糖体附着,并与粗面内质网相续,核周隙亦与内质网腔相通,因此核被膜也参与蛋白质合成。核被膜上有核孔穿通,核孔是直径 50～80 nm 的圆形孔。水、离子和核苷等小分子物质可直接通过核被膜,而 RNA 与蛋白质等大分子则经核孔出入核。

2. 染色质 染色质是遗传物质 DNA 和组蛋白在细胞间期的形态表现。在苏木精-伊红（HE）染色的切片上,染色质有的部分着色浅淡,称为常染色质,是核中进行 RNA 转录的部位;有的部分呈强嗜碱性,称异染色质,是功能静止的部分。故根据核的染色状态可推测其功能活跃程度。染色质的基本结构为串珠状的染色质丝。人体细胞核中含 46 条染色质丝。

3. 核仁 核仁是形成核糖体前身的部位。大多数细胞具有 1～4 个核仁。在合成蛋白质旺盛的细胞,核仁多而大。

4. 核基质 核基质是核中除染色质与核仁以外的成分,包括核液与核骨架两部分。核液含水、离子和酶等无形成分。核骨架是由多种蛋白质形成的三维纤维网架,并与核被膜核纤层相连,对核的结构具有支持作用。

三、组织的结构和功能

组织是由形态和功能相似的细胞和细胞间质组成。根据它们的结构和功能特点可分为以下四大类。

（一）上皮组织

上皮组织由大量的细胞组成,细胞形状较规则,细胞间质很少,简称上皮。上皮组织的特点:①细胞极多,间质较少;②上皮细胞具有两极性,一极称为游离面,朝向身体表面或空腔器官的腔面;另一极称为基底面,朝向深部的结缔组织;③上皮组织内没有血管,所需营养依赖结缔组织中的血管透过基膜供给。上皮组织中通常分布着丰富的神经末梢,可感受各种刺激。

根据功能的不同,上皮组织可分为两类:被覆上皮与腺上皮。被覆上皮覆盖于身体表面和衬贴在有腔器官的腔面,主要有保护和吸收的功能。腺上皮构成腺体,以分泌和排泄功能为主。

1. 被覆上皮　被覆上皮按照上皮细胞层数和细胞形状进行分类(图1-7)。单层上皮由一层细胞组成,所有细胞的基底端都附着于基膜,游离端可伸到上皮表面。复层上皮由多层细胞组成,最深层的细胞附着于基膜上。

上皮又根据细胞的形状(单层上皮)或浅层细胞的形状(复层上皮)进一步分类。将细胞的层数和细胞形状两个因素结合在一起,可将被覆上皮分为多种。

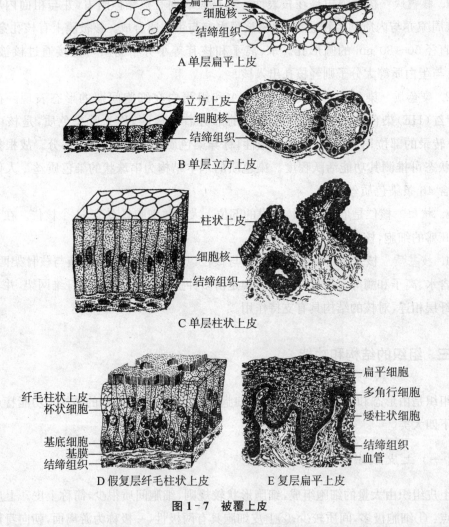

图1-7　被覆上皮

2. 腺上皮　人体还有许多主要行使分泌功能的上皮,这些上皮称腺上皮。以腺上皮为主要成分组成的器官称腺。如果形成的腺有导管通到器官腔面或身体表面,分泌物经导管排出,称外分泌腺,如汗腺、胃腺等;如果形成的腺没有导管,分泌物经血液和淋巴输送,称内分泌腺,如甲状腺、肾上腺等。

上皮组织具有较强的再生能力。在生理状态下,有些部位被覆上皮的细胞不断死亡脱落,这在皮肤的复层扁平上皮和胃肠的单层柱状上皮尤为明显。上皮细胞死亡脱落后,不断由上皮中存在的幼稚细胞增殖补充,这些幼稚细胞具有分裂能力,这是生理性的更新。由于炎症或创伤等病理原因所致的上皮损伤,由周围未受损伤的上皮细胞增生补充,新生的细胞移到损伤表面,形成新的上皮,这是病理性再生。

（二）结缔组织

结缔组织由细胞和大量细胞间质构成。结缔组织的细胞间质包括基质、细丝状的纤维和不断循环更新的组织液,具有重要功能意义。细胞散居于细胞间质内,分布无极性。

广义的结缔组织包括液状的血液、松软的固有结缔组织和较坚固的软骨与骨;一般所说的结缔组织仅指固有结缔组织。结缔组织在体内广泛分布,具有连接、支持、营养、保护等多种功能。

结缔组织均起源于胚胎时期的间充质。固有结缔组织,按其结构和功能的不同分为疏松结缔组织（图1-8）、致密结缔组织、脂肪组织和网状组织。

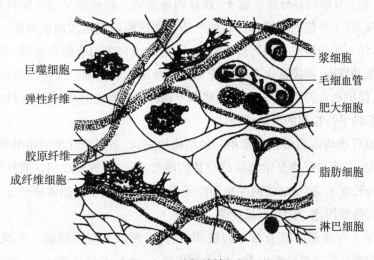

图1-8 疏松结缔组织

疏松结缔组织广泛分布于器官之间、组织之间和细胞之间。其结构特点是大量的细胞间质中基质较多而纤维较少,纤维主要有粗的胶原纤维和细的弹性纤维,细胞少而种类甚多,主要有成纤维细胞、脂肪细胞以及能够游走的巨噬细胞、浆细胞和肥大细胞等。由于其结构疏松,呈蜂窝状,所以又称为蜂窝组织。

疏松结缔组织分布于皮下组织（浅筋膜）、筋膜间隙、器官之间和血管神经束的周围,具有连接、支持、防御、营养和创伤修复等功能。疏松结缔组织中大量脂肪细胞聚集,形成脂肪细胞团,并被疏松结缔组织分隔成小叶,称为脂肪组织。脂肪组织分布于皮下组织、黄骨髓、大网膜、腹膜外以及肾被囊中,约占成人体重的 10%,具有贮存、保持体温、缓冲震荡和参与脂肪代谢产生热量等作用。

致密结缔组织的特点是间质中纤维粗大,排列致密,但基质量少,细胞成分也很少。人体的肌腱和腱膜就是由致密的结缔组织构成的。腱的结构特点是粗大的胶原纤维束沿着受力的方向排列,致密且互相平行,中间夹有成行排列的特化的成纤维细胞——腱细胞。构成真皮、深筋膜、脏器被膜、骨膜、关节囊纤维层和韧带以及纤维心包等的组织是另一种致密结缔组织,其特点是粗大的胶原纤维交织成致密的板层结构,仅有少许的基质和成纤维细胞散在其间。主要起支持、保护和连接作用。

此外,尚有以弹性纤维为主体构成的弹性结缔组织,如项韧带和椎弓之间的黄韧带,就主要由粗大的弹性纤维平行排列成束所构成,以适应脊柱运动弹性和柔韧的需要。

(三) 肌组织

肌组织由肌细胞(或称肌纤维)所组成,按其存在部位、结构和功能不同,可分为骨骼肌、平滑肌和心肌 3 种(图 1-9)。

1. **骨骼肌** 骨骼肌是分布于躯干、四肢的随意肌。肌纤维呈细长圆柱状,有多个至数百个细胞核,位于纤维的周缘部。肌的外面是由结缔组织构成的肌外膜。肌外膜内含血管和神经,伸入肌内将肌分隔为若干肌束,本身构成包裹肌束的肌束膜,并进而又伸入到每条肌纤维的周围,构成富含毛细血管和神经纤维的肌内膜。这些结缔组织除对肌组织具有支持、保护和营养作用外,还可调整单个肌纤维和肌束的活动。肌纤维的肌质内含许多与细胞长轴平行排列的肌原纤维。

每条肌原纤维均由明带和暗带相间的结构构成,各条肌原纤维的明带和暗带又排列于同一水平上,因而肌纤维显示出明暗交替的横纹,所以又称横纹肌。肌纤维收缩时,肌原纤维暗带的长度不变,与暗带两端相邻的明带变短。骨骼肌受躯体神经支配,受意识控制,属随意肌,收缩快速、有力,但易疲劳。

2. **平滑肌** 平滑肌主要分布于内脏和血管壁,所以又叫内脏肌。平滑肌纤维呈梭形,无横纹,细胞核位于肌纤维中央。纤维的长短不一,长者可达 200 μm,短者仅 20 μm,前者见于肠壁肌层,后者见于小血管壁。一些生理上伸缩大的器官,如妊娠子宫其肌纤维可长达 600 μm。

平滑肌受内脏神经支配,不受意识控制,属于不随意肌。内脏平滑肌的特点是具有自动性,即肌纤维在脱离神经支配或在离体培养的情况下,也能自动地产生兴奋和收缩。

3. **心肌** 心肌主要分布于心脏壁,也存在于大血管的近心端。心肌纤维呈短柱状,也分支并互相吻合成网,核呈卵圆形位于肌纤维中央,可见双核并偶见多核。

肌原纤维也有明带和暗带,因而也具有横纹。但心肌受内脏神经支配,属不随意肌。心肌收缩慢、有节律而持久,不易疲劳。

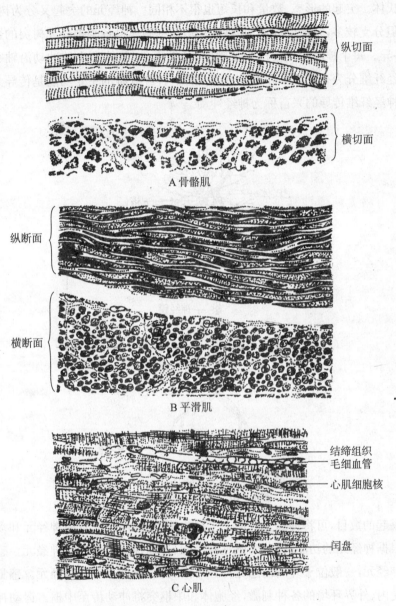

A 骨骼肌

纵切面

横切面

纵断面

横断面

B 平滑肌

结缔组织
毛细血管
心肌细胞核

闰盘

C 心肌

图 1-9 肌细胞

（四）神经组织

神经组织是由神经细胞和神经胶质细胞组成的,它们都是有突起的细胞。神经细胞是神经系统的结构和功能单位,亦称神经元。神经元数量庞大,整个神经系统约有 1 000 亿个,它们具有接受刺激、传导冲动和整合信息的能力。有些神经元还有内分泌功能。

神经元的形态多种多样,但都可分为胞体和突起两部分(图 1-10)。胞体的大小差异很大,小的直径仅 $5\sim6\ \mu m$,大的可达 $100\ \mu m$ 以上,胞体的中央有细胞核,核的周围为细胞质,胞质内除有一般细胞所具有的细胞器如线粒体、内质网等外,还含有特有的神经元纤维及尼氏体。突起的形态、数量和长短也很不相同。神经元的突起又分为树突和轴突。树突较短但分支较多,它接受冲动,并将冲动传至细胞体。各类神经元树突的数目多少不等,形态各异。每个神经元只发出一条轴突,长短不一,胞体发出的冲动沿轴突传出。习惯上把神经纤维分为有髓纤维和无髓纤维两种。神经纤维的主要功能是传导兴奋。生理学中把沿神经纤维传导的兴奋称为神经冲动。

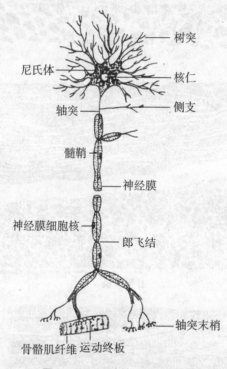

图 1-10 运动神经元模式图

根据突起的数目,可将神经元从形态上分为假单极神经元、双极神经元和多极神经元三大类。根据神经元的功能,可分为感觉神经元、运动神经元和联络神经元。感觉神经元又称传入神经元,一般位于外周的感觉神经节内,为假单极或双极神经元。感觉神经元的周围突接受内、外界环境的各种刺激,经胞体和中枢突将冲动传至中枢。运动神经元又名传出神经元,一般位于脑、脊髓的运动核内或周围的自主神经节内,为多极神经元,它将冲动从中枢传至肌肉或腺体等效应器。联络神经元又称中间神经元,是位于感觉和运动神经元之间的神经元,起联络、整合等作用,为多极神经元。

神经元的突起以突触彼此连接,形成复杂的神经通路和网络,将化学信号或电信号从一个神经元传给另一个神经元,或传给其他组织的细胞,使神经系统产生感觉和调节其他系统的活动,以适应内、外环境的瞬息变化。多数突触利用神经递质(化学物质)作为传递信息的介质,称为化学性突触。有的突触通过缝隙连接传递电信号,称为点突触。电镜下化学性突触由三部分组成,即突触前膜、突触间隙和突触后膜。

神经胶质细胞数目较神经元多,突起无树突、轴突之分,胞体较小,胞质中无神经元纤维和尼氏体,不具有传导冲动的功能。神经胶质细胞对神经元起着支持、绝缘、营养和保护等作用,并参与构成血脑屏障。

第四部分　药理学基础

一、药理学总论

(一)药理学的性质与任务

药物是用以预防、治疗及诊断疾病的物质。在理论上,凡能影响机体器官生理功能和(或)细胞代谢活动的化学物质都属于药物的范畴,也包括避孕药及保健药。

药理学是研究药物与机体(包括病原体)之间相互作用和规律及原理的一门学科,是以生理、生化、病理学等为基础,为指导临床合理用药提供理论基础的桥梁学科,包括药物效应动力学和药物代谢动力学。

药理学是研究药物对机体的作用及作用原理,即药物效应动力学,简称药效学;并研究药物在体内的过程,即药物在体内吸收、分布、生物转化及排泄等过程中的变化及规律,称为药物代谢动力学,简称药动学。

药理学的主要任务是阐明药物作用机制,达到提高药物疗效,改善药物质量,减轻不良反应,达到合理用药的目的;同时为研究开发新药,发现药物新用途,探索细胞生理、生化及病理过程提供重要的资料。

(二)药物与药理学的发展史

1. 药物学　从远古时代起,人类从生产、生活的经验中认识到某些天然物质可以治疗疾病和伤痛,在与疾病斗争中,积累了丰富医药实践经验。药物的历史可追溯到五六千年以前,药物的发现是从尝试各种食物时遇到毒性反应后,寻找解毒物而开始的,这是药物发展的最初阶段。人类在数千年文明史发展过程中逐渐认识和应用天然药物,并且取得了辉煌的成就。中国早在公元 1 世纪前后就出现了《神农本草经》,全书收载药物 365 种,其中不少药物仍沿用至今。唐代的《新修本草》是中国第一部政府颁发的药典,收载药物 884 种。明朝医药学家李时珍竭尽毕生精力,汇集 16 世纪以前 800 余种先贤典籍,广搜博采,亲身实践,历时 27 载,三易其稿,终于公元 1596 年写成《本草纲目》这一科学巨著。

2. 药理学的发展　德国化学家 F. W. Serturner(1783—1841 年)分离吗啡,后来相继发现士的宁(1819 年)、咖啡因(1819 年)、奎宁(1820 年)、阿托品(1831 年);德国 R. Buchhneim(1820—1879 年)建立了第一个药理学试验室;J. N. Langley 于 1905 年提出了现已被证实是许多特异性药物作用的关键机制的受体学说。

此后药理学得到飞跃发展,第二次世界大战结束后出现了许多药理新领域及新药,如抗生素、抗癌药、抗精神病药、抗高血压药、抗组胺药、抗肾上腺素药等。中国药理学家在麻黄碱、吗啡镇痛作用部位及青蒿素的研究方面作出了突出贡献。

　　3. 药理学的进一步发展及其发展趋势　　药理学从实验药理学到器官药理学,进一步发展到分子药理学,并出现了许多药理学分支,如临床药理学、生化药理学、分子药理学、免疫药理学、心血管药理学、神经药理学、遗传药理学、化学治疗学等。

　　近年药动学的发展使临床用药从单凭经验发展为科学计算,并促进了生物药学的发展。药效学方面向微观世界深入,阐明了许多药物作用的分子机制,促进了分子生物学本身的发展。展望将来,药理学将针对疾病的根本原因,发展病因特异性药物治疗,那时将能进一步收到药到病除的效果。

　　(三) 药理学在新药研究与开发中的作用

　　随着人们生活水平的提高,要求更多更好的新药,药物科学的发展为新药开发提供了理论基础和技术条件,市场经济竞争也促进了新药快速发展。

　　美国食品与药物管理局(FDA)近 10 年来每年批准上市的新药都在 20 种以上。中国近年来引进新药品种很多,但需要加快创新。新药开发是一个非常严格而复杂的过程,各药虽然不尽相同,药理研究却是必不可少的关键步骤。

　　临床有效的药物都具有相应的药理效应,但具有肯定药理效应的药物却不一定都是临床有效的药物。例如抗高血压药都能降低血压,但降压药并不都是抗高血压药,更不一定是能减少并发症、延长寿命的好药。

　　因此,新药开发研究必须有一个逐步选择与淘汰的过程。为了确保药物对患者的疗效和安全,新药开发不仅需要可靠的科学实验结果,各国政府还对新药生产上市的审批与管理制定了法规,对人民健康及工商业经济权益予以法律保障。

　　新药研究过程大致可分三步,即临床前研究、临床研究和售后调研。

　　(四) 处方药与非处方药

　　1. 处方药　　处方药是必须凭执业医生或执业助理医生处方才可调配、购买和使用的药品。处方药英文为 Prescription Drug、Ethical Drug。

　　某些疾病必须由医生或实验室检查确诊,使用药物需医师处方,并在医生指导下使用。如:①治疗心血管疾病的药物;②可产生依赖性的药物,如吗啡类、中枢性药物等;③本身毒性较大的药物如抗肿瘤药;④刚上市的,对药物作用、不良反应还要进一步观察的新药。

　　2. 非处方药(OTC)　　非处方药是可以自行判断、购买和使用的药品,对于那些可自我认识和辨别症状,并能自我治疗的疾病,消费者可通过阅读药品说明书或咨询医生或药师后自己使用。非处方药都是经过较长时间的全面考察,具有疗效确切、使用方便、不良反应小,通常不会引起药物依赖性、耐药性或耐受性,也不会造成体内蓄积中毒,不良反应发生率低。

非处方药英文为 Nonprescription Drug,在国外又称之为"可在柜台上买到的药物"(Over The Counter),简称 OTC,并已成为全球通用的俗称。OTC 又分为甲类和乙类,分别有红色和绿色标记。

甲类 OTC(红色):只能在具有《药品经营许可证》、配备执业药师或药师以上技术人员的社会药店,医疗机构药房购买。甲类 OTC 须在药店由执业药师或药师指导下购买和使用。

乙类 OTC(绿色):除了社会药店和医疗机构药房外,还可在经过批准的普通零售商业、企业购买。乙类 OTC 使用安全性更高,无需医生或药师的指导就可以购买和使用。

保健品类不是药品(比如钙片、润喉糖等),其批准文号一般标以食健字。由于不是药品,所以没有 OTC 标志。

处方药和 OTC 不是药品本质的属性,而是管理上的界定。无论是处方药还是 OTC,它们都是经过国家药品监督管理部门批准的,其安全性和有效性都是有保障的。

3. 药品名称

(1)药品命名原则 中国国家药典委员会"药品命名原则"主要遵循如下通则:①药品名称包括中文名、汉语拼音名、英文名 3 种;②药品的名称应科学明确、简短,不用代号、政治性名词及容易混同或夸大疗效的名称;③药品的英文名应尽量采用 WHO 拟订的国际非专利药名;④药品的商品名(包括外文名和中文名)不能用作药品通用名称。

(2)药品名称种类 一种药通常有不同的名称,这些名称有不同性质,不了解和掌握不同性质药名的含义,就会直接影响药品的经济和社会效益,甚至影响新药的开发、研究乃至文献的查阅。药品名称的种类有三:通用名、商品名、国际非专利名。现分述如下:

1)通用名:其特点是它的通用性,即不论在何处生产的同种药品都可用的名称。

中国国家药典委员会按照"中国药品通用名称命名原则"制定的药品名称为中国药品通用名称。国家药典或药品标准采用的通用名称为法定名称。但有的药名不属法定名称,也非商品名而常被应用,可称为别名或习用名,如诺氟沙星的习用名为氟哌酸。中国药典从 1995 年开始已不收载这些名称。作为药学专业人员和专业杂志、报刊、书籍应避免使用这些名称,提倡使用通用名和法定名称。通用名称不可用作商标注册。

2)商品名:商品名又称商标名,即不同厂家生产的同一药物制剂可以起不同的名称,具有专有性质,不得仿用。商品名通过注册后其名即为注册药名的常用表示。商品名在使用时要注意以下问题:①使用商品名的西药制剂必须在该商品名下方括号内标明其通用名。药品的包装、说明书等在使用商品名时,必须注明通用名。如只印商品名,则无法断定其确切成分。②药物商品名不得单独进行广告宣传。广告宣传需使用商品名称时,必须同时使用通用名。

3)国际非专利名(INN):INN 是 WHO 制定的药物(原料药)的国际通用名。采用 INN 使世界药物名称得到统一,从而便于交流和协作,促进世界各国对药品名称管理,实现标准化、规范化、统一化,有利于加强对药品的监督管理。

二、药物效应动力学

(一) 药物的基本作用和效应

1. 药物作用与药理效应　在药物的影响下,机体所产生的功能、形态和生化方面的改变称为药物作用,药物作用是药物对机体细胞之间的初始反应,是药物分子反应机制。药理效应是机体器官原有功能水平的改变,是药物作用的结果,对不同脏器有其选择性。在药物对机体发生作用的过程中,药物通过影响机体某些器官或组织所固有的生理功能而发挥作用,使原有功能水平增强称为兴奋,如兴奋呼吸、升高血压等;使原有功能水平降低称为抑制,如镇静、催眠、降压等。一种药物对不同器官或组织,可分别产生兴奋或抑制作用,例如肾上腺素可收缩皮肤、黏膜血管(兴奋作用),舒张骨骼肌血管及松弛支气管平滑肌(抑制作用)。

药物作用的选择性是指药物只对某些组织、器官发生明显作用,而对其他组织作用很小或无作用。特异性强的药物不一定引起选择性高的药理效应,两者不一定平行。例如阿托品特异性阻断 M 胆碱受体,但药理效应选择性并不高,对心脏、血管、平滑肌、腺体及中枢神经功能都有影响,而且有的兴奋、有的抑制。作用特异性强和(或)效应选择性高的药物应用时针对性强,可以准确地治疗某种疾病,不良反应较小。反之,效应广泛的药物不良反应较多。但广谱药物在多种病因或诊断未明时也有其方便之处,如广谱抗生素、广谱抗心律失常药等。

药理效应与治疗效果,后者简称疗效,两者非同义词,例如具有扩张冠状动脉效应的药物不一定都是抗冠心病药,抗冠心病药也不一定都会取得缓解心绞痛的临床疗效,有时还会产生不良反应。这就是药物效应的双重性:药物既能治病也能致病。

在一定的剂量下,药物对不同的组织、器官作用存在差异性。药物作用的特异性取决于药物的化学结构,这就是构效关系。

2. 药物作用的临床效果　治疗作用是指药物作用的结果有利于改变患者的生理、生化功能或病理过程,使患病的机体恢复正常,符合用药目的或达到防治效果的作用。根据治疗目的分为对因治疗和对症治疗。

(1) 对因治疗　用药目的在于消除原发致病因子,彻底治愈疾病,或称治本。如抗生素消除体内致病菌。

(2) 对症治疗　用药目的在于改善症状,或称治标。对症治疗未能根除病因,但对诊断未明或病因未明暂时无法根治的疾病却是必不可少的。如某些危重急症如休克、高热、剧痛时,对症治疗比对因治疗更为迫切。

3. 不良反应　凡不符合用药目的并为患者带来不适或痛苦的有害反应称为不良反应。特点是多数不良反应是药物固有效应的延伸,在一般情况下是可以预知的,但不一定是可以避免的。少数较严重的不良反应是较难恢复的,并由此造成新的疾病,称为药源性

疾病,如庆大霉素耳聋、肼屈嗪红斑性狼疮等。药物的不良反应可分为:

(1) 副反应 又称副作用,指在治疗剂量下出现的与治疗目的无关的效应,可能给患者带来不适或痛苦。一般指对机体危害轻,而且是可以恢复的功能性变化。特点是发生在常用剂量下,不严重,但难以避免。如阿托品用于解除胃肠痉挛时,可引起口干、心悸、便秘等副反应。

(2) 毒性作用 指药物剂量过大、疗程过长或器官功能低下时,药物在体内蓄积过多发生的危害性反应。一般比较严重,但可以预知和可避免。毒性作用分为:①急性毒性作用:指立即发生的毒性作用,常见于剂量过大时,多损害胃肠道、循环、呼吸及神经系统功能;②慢性毒性作用:多见于长期用药时,或药物在体内蓄积过多,逐渐发生的毒性作用,多损害肝、肾、骨髓、内分泌等功能。某些药物还有致癌、致畸、致突变(三致反应)作用,也属于慢性毒性作用范畴。致畸作用是指药物影响胚胎的正常发育而引起畸胎的作用,常发生于妊娠头 20 d 至 3 个月;致突变作用是指药物使 DNA 分子中的碱基对排列顺序发生改变(基因突变)。总之,企图增加剂量或延长疗程以达到治疗目的是有限度的,过量用药是十分危险的。

(3) 后遗效应 指停药后血浆药物浓度已降至阈浓度以下时残存的生理效应。如久用肾上腺皮质激素后引起肾上腺皮质功能萎缩,数月内难以恢复。

(4) 变态反应 又称过敏反应,指少数人对某些药物产生的,与药理作用无关的病理性免疫反应,多见于过敏体质患者。特点是其发生与剂量无关,与药物原有效应无关。反应表现各药不同,各人也不同。可能只有一种症状,也可多种症状同时出现。常见的有皮疹、药热、哮喘等,严重者可引起过敏性休克。一般停药消失,再用复现。致敏物质可能是药物本身,也可能是其代谢物,还可能是药剂中的杂质,它们与体内蛋白质结合形成全抗原刺激机体产生抗体,引起抗原-抗体反应。为预防变态反应发生,用药前应询问患者的用药过敏史,对于常致过敏的药物(如青霉素)要做皮肤过敏试验,呈阳性反应者禁止使用该类药物。

机体的生理与病理状况、性别、年龄、遗传因素、用药剂量、用药时间、药物相互作用、环境因素以及机体自身内环境的稳定情况均可影响药物不良反应的发生。例如,头孢菌素类能增强氨基糖苷类的肾毒性;服用或局部外用某些药物后再经日光照射可产生光过敏效应;广谱抗生素抑制肠道正常菌群间的平衡,容易诱发菌群失调;激素类、雌激素或同化激素往往破坏机体内分泌系统的平衡,引发不良反应或药源性疾病。

(二) 药物剂量与量效关系

1. 剂量的概念 药物所用的分量称为剂量。临床用药有严格的剂量限制。关于药物剂量各国药典都制定了常用剂量范围,对于非药典药物药厂在药品说明书上应有介绍。对毒性药品还规定了极量(包括单剂量、一日量及疗程量)。超限用药造成不良后果,医生应负法律责任。

（1）最小有效量（阈剂量或阈浓度） 指刚引起药理效应的剂量。

（2）极量 为引起最大效应而不发生中毒的剂量（即安全用药的极限）。

（3）剂量 指一般成人应用药物能产生治疗作用的一次平均用量。

（4）治疗量 药物的常用量是临床常用的有效剂量范围，介于最小有效量和极量之间的量。治疗量不应超过极量。

（5）常用量 为比阈剂量大，比极量小的剂量。

（6）最小中毒量 指超过极量，刚引起轻度中毒的量。

（7）致死量 指超过中毒量，引起死亡的剂量。

（8）效价强度 为药物达一定药理效应的剂量。反映药物与受体的亲和力，其值越小则强度越大。

（9）效能 指药物达最大药理效应的能力（增加浓度或剂量而效应量不再继续上升）。反映药物的内在活性。药物的最大效能与效应强度含义完全不同，两者并不平行。

（10）安全范围 为最小有效量和最小中毒量之间的范围。

（11）半数致死量（LD_{50}） 为引起半数动物死亡的剂量。效应指标为中毒或死亡，则可改用半数中毒浓度（TC_{50}）、半数中毒剂量（TD_{50}）或半数致死浓度（LC_{50}）表示。

（12）半数有效量（ED_{50}） 指能引起半数动物阳性反应（质反应）或半数动物出现最大效应（量反应）的剂量。用浓度表示者用半数有效浓度（EC_{50}）表示。

（13）治疗指数 为半数致死量和半数有效量的比值（LD_{50}/ED_{50}），比值越大相对安全性越大，反之越小。该指标的药物效应及毒性反应性质不明确，这一安全指标并不可靠。

2. 量效关系 药理效应与剂量在一定范围内随着剂量或浓度的增加而呈规律性变化，这就是剂量-效应关系，简称量效关系。由于药理效应与血药浓度的关系较为密切，故在药理学研究中更常用浓度-效应关系。

用效应强弱为纵坐标、药物浓度为横坐标作图得直方双曲线。如将药物浓度改用对数值作图则呈典型的对称 S 型曲线，这就是通常所讲的量效曲线（图 1－11）。由于所用的效应指标不同，药物的量效曲线有以下两种：

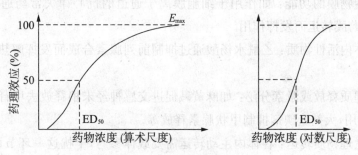

图 1－11 药物的量效曲线

（1）量反应的量效曲线　药理效应强弱是连续增减的量变，如血压升降、平滑肌舒缩等，是用具体数量或最大反应的百分率表示。

（2）质反应的量效曲线　药理效应只能用全或无、阳性或阴性表示，如死亡与生存、抽搐与不抽搐等，因此必须用多个动物或多个实验标本以阳性率表示。

3. 药物的作用机制　药物的作用机制或称药物作用原理，即药理效应是如何产生的。

药物作用的性质首先取决于药物的化学结构，包括基本骨架、活性基团、侧链长短及立体构型等因素。这些构效关系是药物化学研究的主要问题，有助于加强医生对药物作用的理解。药理效应是机体细胞原有功能水平的改变，从药理学角度来说，药物作用机制要从细胞功能方面去探索。

（1）非特异性药物作用机制与药物的理化性质有关

1）渗透压作用，如甘露醇的脱水作用。

2）脂溶作用，如全身麻醉药对中枢神经系统的麻醉作用。

3）膜稳定作用，阻止动作电位的产生及传导，如局部麻醉药、某些抗心律失常药等。

4）影响 pH 值，如抗酸药中和胃酸。

5）络合作用，如二巯基丙醇络合汞、砷等重金属离子而解毒。

（2）特异性药物作用机制与药物的化学结构有关

1）干扰或参与代谢过程：

① 对酶的影响：人体内酶的品种很多，在体内分布极广，参与所有细胞的生命活动，而且极易受各种因素的影响，是药物作用的一类主要对象。多数药物能抑制酶的活性，如新斯的明竞争性抑制胆碱酯酶，奥美拉唑不可逆性抑制胃黏膜 $H^+ - K^+ - ATP$ 酶（抑制胃酸分泌）；而有些药本身就是酶，如胃蛋白酶。

② 参与或干扰细胞代谢：伪品掺入也称抗代谢药，如氟尿嘧啶结构与尿嘧啶相似，掺入癌细胞 DNA 及 RNA 中，干扰蛋白质合成而发挥抗癌作用。另有许多药物直接补充生命代谢物质以治疗相应缺乏症，如铁盐补血，维生素 A 治疗夜盲症。

③ 影响核酸代谢：许多抗癌药是通过干扰癌细胞 DNA 或 RNA 代谢过程而发挥疗效的。许多抗生素（包括喹诺酮类）也是作用于细菌核酸代谢而发挥抑菌或杀菌效应的。

2）影响生物膜的功能：如作用于细胞膜离子通道的抗心律失常药通过影响 Na^+、Ca^{2+} 或 K^+ 的跨膜转运而发挥作用。

3）影响体内活性物质：乙酰水杨酸通过抑制前列腺素合成而发挥解热、镇痛和抗炎作用。

4）影响递质释放或激素分泌：如麻黄碱促进交感神经末梢释放去甲肾上腺素（NA）而引起升压作用，大剂量碘剂抑制甲状腺素释放等。

5）影响生理物质转运：在体内主动转运需要载体参与，干扰这一环节可产生药理效应。如利尿药抑制肾小管 $Na^+ - K^+$、$Na^+ - H^+$ 交换而发挥排钠利尿作用。

6）影响免疫机制：除免疫血清及疫苗外，免疫增强药及免疫抑制药通过影响免疫机制发挥疗效。

7）影响受体功能（见下述）。

4. 药物与受体

（1）受体概念　受体为糖蛋白或脂蛋白，存在于细胞膜、细胞质或细胞核内，能识别周围环境中某种微量化学物质，并与其结合，传递信息引起生理、生化效应。

能与受体特异性结合的物质称为配体，如神经递质、激素、自体活性物质或药物。受体仅是一个"感觉器"，对相应配体有极高的识别能力。受体-配体是生命活动中的一种耦合，受体都有其内源性配体，如神经递质、激素、自身活性物等。

（2）激动药与拮抗药

1）激动药：与受体有较强的亲和力和较强的内在活性（效应力），它能兴奋受体产生明显效应，是能激活受体的配体，如吗啡兴奋阿片受体引起镇痛和欣快感。

2）部分激动药：与受体有较强的亲和力和较弱的内在活性，能引起较弱的生理效应。部分激动药在较大剂量时，如与激动药同时存在，能拮抗激动药的部分效应，因此具有激动药与拮抗药两重特性。

3）拮抗药：与受体有较强的亲和力，但无内在活性，故不产生效应，是能阻断受体活性的配体。但拮抗药能阻断激动药与受体的结合，因而能对抗或取消激动药的作用。又可分为竞争性拮抗药和非竞争性拮抗药。竞争性拮抗药与激动药互相竞争与受体结合，这种结合是可逆的。非竞争性拮抗药与激动药互相竞争结合受体，而这种结合是不可逆的。

药物与受体结合产生效应不仅要有亲和力，还与内在活性有关。两药亲和力相等时其效应强度取决于内在活性强弱，当内在活性相等时则取决于亲和力大小。

（3）受体调节与药物作用关系　受体可经代谢转换处于动态平衡状态，其数量、亲和力及效应力受生理及药理因素的影响。

1）耐受性：当反复用药后，机体对该药的反应减弱，这种现象称耐受性。耐受性的发生一般需反复用药一段时间，但亦有在很短时间内甚至在第 2 次用药时机体就产生耐受性，此现象称快速耐受性。如麻黄碱在连续注射数次后即可产生耐受现象。有时机体对某药产生耐受性后，对另一药物的敏感性也降低，这种现象称交叉耐受性。耐受性是可逆的，停止用药后，耐受性将逐步消失，机体对药物的反应又恢复到原来的敏感程度。耐药性又称抗药性，是在长期应用化疗药物后，病原体（微生物或原虫）对药物产生的耐受性。

2）受体向下调节：激动药浓度过高或长期激动受体时，受体数目减少。与耐受性有关。

3）受体向上调节：激动药浓度低于正常时，受体数目增加。与长期应用拮抗剂后敏感性增加有关，如突然停药时会出现反跳反应。

三、药物代谢动力学

药物在体内分布达到平衡后药理效应强弱与药物血浆浓度成比例。临床医生可用药动学规律计算药物剂量以达到所需的血药浓度并掌握药效的强、弱、久、暂,指导临床合理用药,对提高药物疗效和用药的安全性有重要的意义。

(一) 药物的体内过程

药物在体内的过程包括吸收、分布、代谢和排泄,与药物在体内的血药浓度密切相关,与药物效应开始快慢、效应的强弱以及维持时间的长短等有关。

1. 吸收　　吸收是指药物从用药部位进入血液循环的过程。静脉注射无吸收过程。吸收速度与程度主要取决于药物的理化性质、剂型、剂量和给药途径。

药物的吸收、分布及排泄过程中的跨膜转运有多种形式,但多数药物的吸收过程属被动转运,扩散速度除取决于膜的性质、面积及膜两侧的浓度外,还与药物的性质有关。分子小、脂溶性大、极性小、非解离型的药物易通过生物膜。非解离型(分子态)药物可以自由通过生物膜,离子型(解离型)药物不易通过生物膜。

多数药物为弱酸性或弱碱性药物。弱酸性药物在酸性环境中解离少,分子态多,易通过生物膜;弱碱性药物则相反。可以理解为"酸酸易吸收,酸碱难吸收"。由于膜两侧 pH 值不同,当分布达平衡时膜两侧的药量会有相当大的差异。

(1) 消化道给药吸收　　口服给药是最常用的给药途径。口腔黏膜仅以简单扩散方式吸收脂溶性药物如硝酸甘油(舌下给药)。固体药如片剂、胶囊剂在胃肠道必须先崩解、溶解后才可能被吸收。小的水溶性分子如乙醇可由胃黏膜吸收。小肠的 pH 值接近中性,黏膜吸收面广,缓慢蠕动增加药物与黏膜接触机会,因此是主要的吸收部位。多数药物口服虽然方便有效,但缺点有:口服药物吸收后经门静脉进入肝脏,有些药物首次进入肝脏就被肝药酶代谢,进入体循环的药量减少,称为首关消除或称首关效应或称第一关卡效应。经过肝脏首关消除过程后,进入体循环的药量与实际给药量的相对量和速度,称生物利用度。舌下及直肠给药虽可避免首关消除,吸收也较迅速,但吸收不规则,再次吸收较慢,欠完全,主要适用于易被胃肠破坏,对胃刺激大的药物,以及昏迷及婴儿等不能口服药物者。

影响药物在胃、肠中吸收的因素主要是药物的溶解度。多数药物以脂溶扩散的方式被吸收;其次是药物的 pH 值,弱酸性药在酸性环境中非解离型多,脂溶性大,吸收多;反之在碱性环境中吸收少。弱碱性药在碱性环境中非解离型多,脂溶性大,吸收多;反之在酸性环境中吸收少。如弱酸性药在胃液中非离子型多,在胃中即可被吸收。弱碱性药在酸性胃液中离子型多,主要在小肠吸收。

(2) 注射给药吸收　　注射给药可避免首关消除。注射给药由于需要医护人员操作,使给药不方便,甚至剂量有误和过量注入则无法回收。静脉注射可使药物迅速而准确进入体循环。肌内注射及皮下注射的药物如果脂溶性高、注射局部血流量大则易吸收,较口服快。其吸收速度取决于局部循环。局部热敷或按摩可加速吸收,如在注射液中加入少量缩血管药则可延长药物的局部作用。动脉注射可将药物输送至该动脉分布部位而发挥局部疗效以减少全身反应,例如将溶纤药直接用导管注入冠状动脉以治疗栓塞。

（3）呼吸道给药吸收　肺泡表面积大,且血流量大,药物吸收极其迅速,气体及挥发性药物（如全身麻醉药）可直接进入肺泡。将药液雾化为直径达 5 μm 左右的微粒,可达到肺泡而迅速吸收。较大雾粒的喷雾剂只能用于鼻咽部的局部治疗,如抗菌、消炎、祛痰、缓解鼻塞等。

（4）经皮给药吸收　皮肤除汗腺外不透水,但脂溶性药物可缓慢通透。因此,有的药物可直接经皮给药而达到局部或全身药效,而有的药物则需与促皮吸收剂制成贴皮剂,如硝酸甘油,可制成缓释贴皮剂以预防心绞痛发作。

2. 分布　分布是指药物从血循环系统向各组织器官的细胞间液和细胞内转运的过程。药物在体内的分布是不均匀的,随着药物的吸收、消除而不断变化。药物作用强度取决于药物分布到靶器官的浓度。影响药物分布的因素有：

（1）药物本身的物理、化学性质　包括分子大小、脂溶性、解离度及血浆蛋白结合率等。脂溶性药物容易分布,水溶性大分子药物或解离型药物难以分布。

血浆蛋白结合率是指血中与血浆蛋白结合的药物与总药量的比值。药物与血浆蛋白结合为可逆性疏松结合,结合型药物相对分子质量增大,不能跨膜转运、代谢和排泄,并暂时失去药理活性,只有游离药物才能向组织分布。药物与血浆蛋白结合特异性低,而血浆蛋白结合点有限,两个药物可能竞争与同一蛋白结合而发生置换现象。药物也可能与内源性代谢物竞争与血浆蛋白结合,例如磺胺药置换胆红素与血浆蛋白结合,在新生儿可能导致核黄疸症。血浆蛋白过少（如肝硬化）或变质（如尿毒症）时药物血浆蛋白结合率下降,也容易发生毒性反应。

（2）组织器官的屏障作用　脑是血流量较大的器官,但药物在脑组织中的浓度一般较低,这是由于血脑屏障所致。脑毛细血管内皮细胞间紧密联结,基底膜外还有一层星状细胞包围,药物较难穿透;脑脊液不含蛋白质,即使少量未与血浆蛋白结合的脂溶性药物可以穿透进入脑脊液,但此后药物进入静脉的速度较快,故脑脊液中药物浓度总是低于血浆浓度,这是大脑自我保护机制。治疗脑病可以选用极性低的脂溶性药物。

胎盘屏障是胎盘绒毛与子宫血窦间的屏障,由于母亲与胎儿间交换营养成分与代谢废物的需要,其通透性与一般毛细血管无显著差别,只是到达胎盘的母体血流量少,进入胎儿循环慢一些而已。应该注意的是,几乎所有药物都能穿透胎盘屏障进入胚胎循环,在妊娠期间应禁用对胎儿发育有影响的药物,以免引起胎儿畸形或中毒,故孕妇用药须慎重。

（3）细胞膜两侧体液的 pH 值　如细胞内液 pH 值（约为 7.0）略低于细胞外液（约

7.4),弱碱性药在细胞内浓度会略高,弱酸性药在细胞外液浓度略高。根据这一原理,弱酸性药苯巴比妥中毒时,用碳酸氢钠碱化血液和尿液可使脑组织中药物向血浆转移,并减少肾小管的重吸收而加速其自尿排泄。

(4) 药物与组织的亲和力 某些药物对某些器官有较高的亲和力,如碘在甲状腺中的浓度比血浆中高 25 倍。

3. 药物的代谢 药物代谢是指药物在体内多种药物代谢酶(尤其肝药酶)的作用下,化学结构发生改变的过程,又称生物转化。药物的生物转化与排泄称为消除。

药物在体内生物转化后的结果有两种:一是失活,成为无药理活性药物;二是活化,由无药理活性成为有药理活性的代谢物或产生有毒的代谢物,或代谢后仍保持原有药理作用。故生物转化不能称为解毒过程。

肝脏微粒体的细胞色素 P450 酶(CYP)系统是促进药物生物转化的主要酶系统。由于没有相应的还原产物,又名单加氧酶,能与数百种药物起反应,是肝内促进药物代谢的主要酶系统,简称肝药酶。肝药酶具有活性有限、个体差异大、易受药物的诱导和抑制的特点。

某些药物能增加肝药酶的活性,增加药物的生物转化,加速其本身或其他一些药物的代谢,称为肝药酶诱导剂,如苯巴比妥钠、苯妥英钠、利福平、保泰松等。有些药物能抑制或减弱酶活性,减慢某些药物的代谢,称为肝药酶的抑制剂,如异烟肼、氯霉素、西咪替丁等。

新生儿和早产儿肝功能发育不全,肝病患者的肝功能受损,均会影响药物代谢。当应用主要通过肝脏代谢消除的药物时,应当注意适当调整药物剂量,或选用其他药物,以免发生药物中毒。

4. 药物的排泄 药物的排泄是指药物及其代谢产物从体内排出体外的过程。药物排泄的速度可直接影响其作用持续的时间。肾脏是药物排泄的主要器官,原形经肾脏排泄的药物在肾小管可被重吸收,使药物作用时间延长。重吸收程度受尿液 pH 值影响,应用酸性药或碱性药,改变尿液的 pH 值,可减少肾小管对药物的重吸收。

药物经过肾浓缩在尿中可达到很高浓度,如肌内注射链霉素,尿中浓度高于血浆浓度 $25\sim100$ 倍,有利于治疗泌尿道感染。肾功能不全时,应禁用或慎用对肾脏有损害的药物。

有些药物经肾排泄时可使患者的尿液的颜色发生变化,多数是药物本身或代谢产物的颜色所致,少数则是药物不良反应的表现,如服用利福平后尿液呈红色,服用吲哚美辛后尿液呈绿色,服用维生素 B_2 后尿液呈黄色。

有些药物从胆汁排泄,如红霉素、四环素等,可用于治疗胆道感染。有些药物如洋地黄毒苷,在肝细胞部分与葡萄糖醛酸结合后,随胆汁排入小肠,在小肠水解后游离药物又被吸收,形成肝肠循环,延长药物作用时间。洋地黄毒苷中毒时,可服用考来烯胺。考来烯胺可与洋地黄毒苷在肠道结合,结合物随粪便排泄,中断肝肠循环。

乳汁 pH 值略低于血浆，碱性药物如红霉素部分可自乳汁排泄。从乳汁排泄量较多的药物应注意对乳儿的影响。肺脏是某些挥发性药的主要排泄途径，检测呼出气中的乙醇量是诊断酒后驾车的快速简便的方法。

药物也可自唾液及汗液排泄。随粪便排出的药物多数是口服未被吸收的药物。

（二）体内药量变化的时间过程

1. 时量关系（时效关系）概念及其曲线　以纵坐标为浓度，横坐标为用药后时间，体内药量随时间变化的关系（时量关系）可绘制出一条曲线，称时量曲线。若纵坐标为效应，则用药后产生的药效随时间的变化的关系（时效关系）绘制出的曲线，称时效曲线。一次性血管外给药时效关系有 3 个时期：潜伏期、持续期、残留期。潜伏期短表示吸收快，残留期长常常易蓄积中毒。血药浓度下降一半所需的时间称为消除半衰期，是决定给药间隔时间的重要参数之一。

2. 生物利用度（F）　是指药物吸收进入血液循环的速度和程度。生物利用度高说明药物吸收良好，反之则药物吸收差；它亦是检验药品质量的重要指标之一。测量可用口服药物的时量关系曲线下面积（AUC）与静脉注射时时量关系曲线下面积的比值来表示，即：

$$F = \frac{AUC(口服)}{AUC(静脉)} \times 100\%$$

四、影响药物作用的因素及合理用药

药物在体内产生的效应常常存在明显的个体差异，即同样剂量的某一药物在不同患者不一定都能达到相等的血药浓度，甚至有相等的血药浓度也不一定都能达到等同的药效。甚至差异可能很大，出现质的差异，即患者出现一般不会出现的异常危害性反应。

这种随人而异的药物反应称为个体差异。其产生的原因包括药物剂型、药动学、药效学及临床病理等许多因素。如果不了解这些因素，不结合患者具体情况，不考虑如何加以调整，就难以达到最大疗效和最小不良反应的治疗目的。

（一）影响药物作用的因素

1. 药物方面因素　包括药物的剂型、联合用药、配伍禁忌及药物间的相互作用。同一药物可有不同剂型适用于不同给药途径，而不同给药途径药物的吸收速度不同，一般是静脉注射＞吸入＞舌下＞直肠＞肌内注射＞皮下注射＞口服＞皮肤。不同的给药途径也可影响药物的疗效，甚至改变药物作用的性质，如硫酸镁肌内注射时可产生镇静、解痉和降低颅内压的作用，而口服时则有导泻作用。

临床常联合应用两种或两种以上药物，除达到多种治疗目的外，就是利用药物间的协同作用以增加疗效或利用拮抗作用以减少不良反应。不恰当的联合用药往往由于药物间相互作用而使疗效降低或出现意外的毒性反应。固定剂量比例的复方制剂虽然应用方便,但针对性不强,较难解决个体差异问题。两种以上药物联合应用时,效应增强称协同作用,效应减弱称拮抗作用。药物在体外配伍直接发生物理或化学的相互作用而影响药物疗效或应用后发生毒性反应称配伍禁忌。临床应选用疗效协同而毒性拮抗的药物配伍应用。

2. 机体方面因素

(1) 年龄 儿童特别是新生儿或早产儿,各种生理功能及自身调节功能尚未发育完全,对药物的反应比成年人更敏感。而新药批准上市时不需要儿童临床治疗资料,缺少儿童的药动学数据,这是临床儿童用药的主要困难。此外,新生儿体液占体重比例较大,水盐转换率较快;血浆蛋白总量较少,药物血浆蛋白结合率较低;肝、肾功能尚未充分发育,药物清除率低,半岁以内儿童与成人相差很多;儿童的体力与智力都处于迅速发育阶段,易受药物影响等,这些都应引起用药注意,予以充分考虑。例如新生儿肝脏葡萄糖醛酸结合能力尚未发育,应用氯霉素或吗啡将分别导致灰婴综合征及呼吸抑制。新生儿肾功能只有成人的20%,庆大霉素的血浆半衰期长达18 h,为成人(2 h)的9倍。中枢兴奋药苯丙胺在儿童科却用于治疗学龄儿童多动症,作用性质也有所改变。儿童服用同化激素影响长骨发育,服用四环素可使牙齿变灰褐色。

老年人实际年龄与其生理年龄并不一致,即老年人生理功能衰退的迟早快慢各人不同,因此没有按老年人年龄计算用药剂量的公式,也没有绝对的年龄划分界线,在医学上65岁以上为老年人。老年人对药物的吸收变化不大。老年人血浆蛋白量较低,体内水分较少、脂肪较多,故药物血浆蛋白结合率偏低,水溶性药物分布容积较小而脂溶性药物分布容积较大。肝、肾功能随年龄增长而自然衰退,故药物清除率逐年下降,各种药物血浆半衰期都有不同程度延长,例如在肝灭活的地西泮其灭活时间老年人可比中年成人延长4倍,自肾排泄的氨基糖苷类抗生素排泄时间老年人可延长2倍以上。药效学方面,老年人对许多药物反应特别敏感,例如中枢神经药物易致精神错乱,心血管药易致血压下降及心律失常,非固醇类消炎药易致胃肠出血,M胆碱受体阻断药易致尿潴留、便秘及青光眼发作等。在同样剂量下这些因素都会使老年人反应强烈或发生毒性反应。药典规定65岁以上用药量为中年成人的3/4。

(2) 病理情况 同时存在其他疾病也会影响药物的疗效。尤其肝、肾功能减退时,药物在肝脏的生物转化及肾排泄功能发生障碍,消除速率变慢,易发生毒性反应,适当延长给药间隔或减少给药量可解决。

(3) 性别 妇女月经期不宜服用泻药和抗凝药,以免盆腔充血、月经增多。妊娠头3个月内胎儿器官处于发育期,应严格禁用沙利度胺(反应停)(可导致海豹畸形婴儿),或已知的致畸药物如锂盐、乙醇、华法林、苯妥英钠及性激素等。妊娠晚期及哺乳期间还应考虑药物通过胎盘及乳汁对胎儿及婴儿发育的影响,因为胎盘及乳腺对药物几乎没有屏障作用。另外,还需要注意孕妇本身对药物反应的特殊情况,如抗癫痫药物产前宜适当增量;产前还应禁用阿司匹林及影响子宫肌收缩的药物。

（4）遗传异常 遗传异常主要表现在对药物体内转化的异常,可分为快代谢型（EM）及慢代谢型（PM）。前者使药物快速灭活,后者使药物灭活较缓慢,因此影响药物血浆浓度及效应强弱久暂。遗传异常只有在受到药物激发时出现异常,故不是遗传性疾病。如葡萄糖-6-磷酸脱氢酶（D-6-PDH）缺乏者,应用伯氨喹和磺胺药等易致溶血反应。

（5）心理因素 医生的任何医疗活动,包括一言一行等服务态度都可能发挥安慰剂作用,要充分利用这一效应。对于情绪不佳的患者尤应多加注意,氯丙嗪、利舍平、肾上腺皮质激素及一些中枢抑制性药物在抑郁患者可能引发悲观厌世倾向,用药时应慎重。某些情况下,安慰剂（即不具药理活性的剂型,如含乳糖或淀粉的片剂或含盐水的注射剂）对于头痛、心绞痛、手术后痛、感冒咳嗽、神经官能症等能获得 $30\% \sim 50\%$ 的疗效,这就是通过心理因素取得的。安慰剂在新药临床研究时双盲对照中极其重要,可以排除假阳性疗效或假阳性不良反应。

（6）机体对药物的反应性 机体对药物的反应性可因人、因时以及用药时间的长短等而异。连续用药后机体对药物的反应性降低,需增加剂量才能恢复原效应,称作耐受性。病原体及肿瘤细胞等对化学治疗药物的敏感性降低称作耐药性,又叫抗药性。短期内反复应用数次后药效降低甚至消失称快速耐受性。长期连续使用某种药物,停药后发生主观不适或出现严重的戒断症状称依赖性。前者是精神依赖,又称习惯性,后者是物质依赖,停药会出现严重的生理功能紊乱,对机体产生危害,又称成瘾性。无病情需要而大量长期应用药物称药物滥用。麻醉药品的滥用不仅对用药者危害大,对社会危害也极大。

（二）合理用药原则

1. 合理用药的四大要素

（1）安全性 是合理用药的首要条件,直接体现了对患者和公众切身利益的保护。安全性不是药物的不良反应最小,或者无不良反应这类绝对的概念,而是强调让用药者承受最小的治疗风险,获得最大的治疗效果,即获得单位效果所承受的风险应尽可能小。

（2）有效性 人们使用药物,就是要通过药物的作用达到预定的目的。不同的药物用于不同的场合,其有效性的外在表现明显不同。对于医学用途的药物治疗,要求的有效性在程度上也有很大差别,分别为:①根除致病原,治愈疾病;②延缓疾病进程;③缓解临床症状;④预防疾病发生;⑤避免某种不良反应的发生;⑥调节人的生理功能。至于非医学目的的用药,要求的有效性更是千差万别,如避孕、减肥、美容、强壮肌肉等。

判断药物有效性的指标有多种,临床常见的有治愈率、显效率、好转率、无效率等,预防用药有疾病发生率、降低病死率等。

（3）经济性 经济性并不是指尽量少用药或使用廉价药品,其正确含义应当是获得单位用药效果所投入的成本（成本/效果）应尽可能低。经济地使用药物,强调以尽可能低的治疗成本取得较高的治疗效果,合理使用有限的医疗卫生资源,减轻患者及社会的经济负担。

(4) 适当性　合理用药最基本的要求是根据用药对象选择适当的药品,在适当的时间,以适当的剂量、途径和疗程,达到适当的治疗目标。适当性的原则强调尊重客观现实,立足当前医药科学技术和社会的发展水平,避免不切实际地追求高水平的药物治疗。

2. 合理用药的原则　随着医药科技突飞猛进的发展,药品的品种和数量均以惊人的速度增加,用药的情况越来越复杂。据 WHO 宣称,全球有 1/3 的人不是死于疾病本身,而是死于不合理用药。所以不合理用药既造成了有限资源的极大浪费,又给人民健康造成日益严重的危害和隐患。必须充分注意合理用药的重要性。据此提出几条原则:

1) 明确诊断,严格掌握适应证、禁忌证,正确选择药物。

2) 根据药理学特点选药,制定最佳的治疗方案,包括药物剂量、给药途径、剂型、用药时间及疗程。

3) 了解和掌握影响药物作用的各种因素。

4) 明确联合用药的目的,能用一种药物治愈疾病决不加用另外的药物。

5) 对因、对症治疗并举。

6) 对患者始终负责,密切观察用药后的反应,及时调整剂量或更换药物。

模块二 化学治疗药物

第一部分 概 论

抗菌药、抗寄生虫药和抗恶性肿瘤药属于化学治疗药物,简称化疗药物,是指对体内的病原微生物、寄生虫或肿瘤细胞具有选择性的抑制或杀灭作用,以缓解或消除由它们所致疾病。化学治疗的目的是研究、应用对病原体有选择毒性(即强大杀灭作用),而对宿主无害或少害的药物,以防治病原体所引起的疾病。

在应用化疗药物治疗感染性疾病过程中,应注意机体、病原体与药物三者的相互关系(图2-1)。

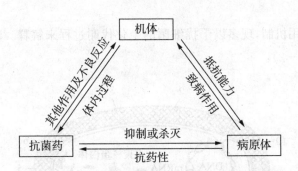

图 2-1 宿主、药物和病原体三者之间的相互作用

感染性疾病的罹患与康复是病原微生物与机体相互斗争的过程。病原微生物在疾病的发生上无疑起着重要作用,但病原体不能决定疾病的全过程,人体的反应性、免疫状态和防御功能对疾病的发生、发展与转归起重要作用。当机体防御功能占主导地位时,就能战胜致病微生物,使它不能致病,或发病后迅速康复。抗菌药物的抑菌或杀菌作用是制止疾病发展与促进康复的外来因素,为机体彻底消灭病原体和促使疾病痊愈创造有利条件。但在某种条件下微生物可产生耐药性,而使药物失去抗菌效果;在治疗中药物的治疗作用是主要的,但使用不当时可产生不良反应,影响患者健康,甚至使治疗失败。

一、名词和术语

1. 抗菌药 抗病原微生物药物通常称为抗菌药,是指对病原微生物具有抑制或杀灭作用的药物。

2. **抗菌谱** 每种抗菌药物都有一定的抗菌范围,称为抗菌谱。某些抗菌药物仅作用于单一菌种或局限于一属细菌,其抗菌谱窄,如异烟肼只对抗酸分枝杆菌有效。有些药物抗菌范围广泛,称之为广谱抗菌药,如四环素和氯霉素,它们不仅对革兰阳性细菌和革兰阴性细菌有抗菌作用,且对衣原体、肺炎支原体、立克次体及某些原虫等也有抑制作用。近年新发展的青霉素类和头孢菌素类抗生素也具有广谱抗菌作用。

3. **抗菌活性** 抗菌活性是指药物抑制或杀灭微生物的能力。一般可用体外与体内(化学实验治疗)两种方法来测定。体外抗菌实验对临床用药具有重要意义。能够抑制培养基内细菌生长的最低浓度称为最低抑菌浓度(MIC);能够杀灭培养基内细菌的最低浓度称为最低杀菌浓度(MBC)。

4. **抑菌药** 是指仅有抑制微生物生长繁殖而无杀灭作用的药物,如四环素等。

5. **杀菌药** 是指不仅能抑制微生物生长繁殖,而且能杀灭之,如青霉素类、氨基糖苷类等。

二、抗菌药作用机制

抗菌药物的作用机制,现多以干扰细菌的生化代谢过程来解释。现将几种主要作用方式简介如下(图2-2):

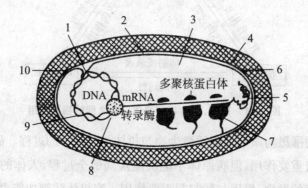

图2-2 抗菌药物的作用机制

1. 中介体;2. 胞质膜;3. 细胞质;4. 细胞壁;5. 蛋白质;6. 干扰细菌细胞壁的合成(青霉素、头孢菌素);7. 抑制蛋白质的合成(氨基糖苷类、四环素、氯霉素、大环内酯类);8. 抑制核酸合成(利福平、喹诺酮类);9. 干扰叶酸合成(磺胺类、TMP);10. 增加胞质膜通透性(制霉菌素、两性霉素B)

1. **抑制细菌细胞壁合成** 细菌细胞膜外是一层坚韧的细胞壁,能抵御菌体内强大的渗透压,具有保护和维持细菌正常形态的功能。细菌细胞壁主要结构成分是胞壁黏肽。胞壁黏肽的生物合成可分为胞质内、胞质膜与胞质外3个阶段。胞质内黏肽前体的形成可被磷霉素与环丝氨酸所阻碍;胞质膜阶段的黏肽合成可被万古霉素和杆菌肽所破坏;青霉素与头孢菌素类抗生素则能阻碍直链十肽二糖聚合物在胞质外的交叉联结过程,能阻碍细胞壁合成而导致细菌细胞壁缺损。由于菌体内的高渗透压,在等渗环境中水分不断渗入,致使细菌膨胀、变形,在自溶酶影响下,细菌破裂溶解而死亡。

2. 增加胞质膜的通透性　细菌胞质膜主要是由类脂质和蛋白质分子构成的一种半透膜,具有渗透屏障和运输物质的功能。多黏菌素类抗生素具有表面活性物质,能选择性地与细菌胞质膜中的磷酯结合;而制霉菌素和两性霉素 B 等多烯类抗生素则仅能与真菌胞质膜中固醇类物质结合。它们均能使胞质膜通透性增加,导致菌体内的蛋白质、核苷酸、氨基酸、糖和盐类等外漏,从而使细菌死亡。

3. 抑制细菌蛋白质合成　细菌的核糖体为 70 S,由 30 S 和 50 S 亚单位组成。四环素类和氨基糖苷类的作用靶点在 30 S 亚单位,氯霉素、林可霉素和大环内酯类作用于 50 S 亚单位。抑制蛋白质合成的药物分别作用于细菌蛋白质合成过程中的 3 个阶段:①起始阶段,氨基糖苷类药物抑制始动复合物的形成。②肽链延长阶段,四环素类阻止活化氨基酸和 tRNA 的复合物与 30 S 上的 A 位结合;氯霉素和林可霉素抑制肽酰基转移酶;大环内酯类抑制移位酶。③终止阶段,氨基糖苷类阻止终止因子与 A 位结合,使已合成的肽链不能从核糖体上释放出来,核糖体循环也受阻。哺乳动物的核糖体为 80 S,由 40 S 和 60 S 亚单位组成,故上述药物对敏感菌产生抑菌或杀菌作用时,对宿主无明显毒性。

4. 抑制核酸代谢　利福平类特异性地抑制细菌 DNA 依赖的 RNA 多聚酶,阻碍 mRNA 的合成。喹诺酮类抑制回旋酶,抑制敏感菌的 DNA 复制和 mRNA 的转录。核酸类似物,如齐多夫定、更昔洛韦、阿糖腺苷、阿昔洛韦,抑制病毒 DNA 合成的必需酶,终止病毒的复制。

5. 抗叶酸代谢　磺胺类与甲氧苄啶(TMP)可分别抑制二氢叶酸合成酶与二氢叶酸还原酶,妨碍叶酸代谢,最终影响核酸合成,从而抑制细菌的生长和繁殖。

三、细菌的耐药性

细菌的耐药性又称抗药性,一般是指细菌与药物多次接触后,对药物的敏感性下降甚至消失,致使药物对耐药菌的疗效降低或无效。

1. 耐药性产生机制

(1) 产生灭活酶　灭活酶有两种,一是水解酶,如 β-内酰胺酶可水解青霉素或头孢菌素。该酶可由染色体或质粒介导,某些酶的产生为体质性(组构酶),某些则可经诱导产生(诱导酶)。二是钝化酶,又称合成酶,可催化某些基团结合到抗生素的- OH 或- NH₂ 上,使抗生素失活。多数对氨基糖苷类抗生素耐药的革兰阴性杆菌能产生质粒介导的钝化酶,如乙酰转移酶作用于- NH₂ 上,磷酸转移酶及核苷转移酶作用于- OH 上。上述酶位于胞质膜外间隙,氨基糖苷类药被上述酶钝化后不易与细菌体内的核糖体结合,从而引起耐药性。

（2）改变细菌胞质膜通透性　细菌可通过各种途径使抗菌药物不易进入菌体,如革兰阴性杆菌的细胞外膜对青霉素 G 等有天然屏障作用;铜绿假单胞菌(绿脓杆菌)和其他革兰阴性杆菌细胞壁水孔或外膜非特异性通道功能改变引起细菌对一些广谱青霉素类、头孢菌素类包括某些第三代头孢菌素的耐药;细菌对四环素耐药主要是由于细菌所带的耐药质粒可诱导产生一种新的蛋白质,阻塞了细胞壁水孔,使药物无法进入。革兰阴性杆菌对氨基糖苷类耐药除前述产生钝化酶外,也可由于细胞壁水孔改变,使药物不易渗透至细菌体内所致。

（3）细菌体内靶位结构的改变　主要包括以下途径：①改变靶蛋白,使其与抗生素的亲和力降低;②增加靶蛋白的数量,在药物存在的同时仍有足够量的靶蛋白可以维持微生物的正常形态和功能;③新合成的敏感菌所没有的、功能正常的、与抗生素亲和力低的靶蛋白。

（4）其他　细菌对磺胺类的耐药,可由对药物具拮抗作用的底物对氨基苯甲酸(PABA)的产生增多所致;也可能通过改变对代谢物的需要等途径。

2. 避免细菌耐药性的措施　为了克服细菌对药物产生耐药性,临床医生要注意抗菌药物的合理应用,给予足够的剂量与疗程,必要的联合用药和有计划的轮换供药。此外,医药学专家还应努力开发新的抗菌药物,改造化学结构,使其具有耐酶特性或易于透入菌体。

四、抗菌药的合理使用

由于抗菌药的使用,过去许多致死性的疾病已得到控制。但随着抗菌药物的广泛使用,特别是滥用,也给治疗带来许多新问题,如毒性反应、变态反应、二重感染、细菌产生耐药性等。因此,合理使用抗菌药物日益受到重视。临床应用抗菌药应注意以下基本原则：

1. 严格按照适应证选药　每一种抗菌药物各有不同抗菌谱与适应证,临床诊断、细菌学诊断和体外药敏实验可作为选药的重要参考。此外,还应根据患者全身情况、肝和肾功能,感染部位,药物代谢动力学特点,细菌产生耐药性的可能性,不良反应和药物价格等方面因素综合考虑。

2. 对于病毒性感染和发热原因不明者　感冒、上呼吸道感染等病毒性疾病,发病原因不明者(除病情严重并怀疑为细菌感染外)不宜用抗菌药,否则可使临床症状不典型和病原菌不易被检出,以致延误正确诊断与治疗。

3. 抗菌药剂量　剂量要适当,疗程应足够。剂量过小,不但无治疗作用,反易使细菌产生耐药性;剂量过大,不仅造成浪费,还会带来严重的不良反应。疗程过短易使疾病复发或转为慢性。

4. 皮肤、黏膜等局部感染　应尽量避免局部应用抗菌药,因其易发生变态反应和耐药菌的产生。

5. 预防应用及联合应用　对此均应严格掌握适应证。抗菌药物的预防应用仅限于少数情况,如经临床实践证明确有效果者。联合用药也必须谨慎掌握指征,权衡利弊。

第二部分 抗 生 素

一、β-内酰胺类抗生素

β-内酰胺类抗生素系指化学结构中具有 β-内酰胺环的一大类抗生素,包括临床最常用的青霉素类与头孢菌素类,以及新发展的头霉素类、硫霉素类、单环 β-内酰胺类等其他非典型 β-内酰胺类抗生素。此类抗生素具有杀菌活性强、毒性低、适应证广及临床疗效好的优点。本类药物化学结构,特别是侧链的改变形成了许多不同抗菌谱和抗菌作用以及各种临床药理学特性的抗生素。

(一) 抗菌机制及细菌耐药性

1. 抗菌作用机制 各种 β-内酰胺类抗生素的作用机制均相似,都能抑制胞壁黏肽合成酶,即青霉素结合蛋白(PBP),从而阻碍细胞壁黏肽合成,使细菌胞壁缺损,菌体膨胀裂解。除此之外,对细菌的致死效应还应包括触发细菌的自溶酶活性,缺乏自溶酶的突变株则表现出耐药性。哺乳动物无细胞壁,不受 β-内酰胺类药物的影响,因而本类药物具有对细菌的选择性杀菌作用,对宿主毒性小。

2. 细菌耐药机制 细菌对 β-内酰胺类抗生素耐药机制可概括为:①细菌产生 β-内酰胺酶(青霉素酶、头孢菌素酶等)使易感抗生素水解而灭活。②对革兰阴性菌产生的 β-内酰胺酶稳定的广谱青霉素和第二、三代头孢菌素,是由于抗生素与大量的 β-内酰胺酶迅速、牢固结合,使其停留于胞膜外间隙中,因而不能进入靶位发生抗菌作用,此种 β-内酰胺酶的非水解机制又称为"牵制机制"。③PBP 与抗生素亲和力降低、PBP 增多或产生新的 PBP 均可使抗生素失去抗菌作用。④细菌的细胞壁或外膜的通透性改变,使抗生素不能或很少进入细菌体内到达作用靶位。革兰阴性菌的外膜是限制 β-内酰胺类抗生素透入菌体的第一道屏障。⑤由于细菌缺少自溶酶而出现细菌对抗生素的耐药性,即抗生素具有正常的抑菌作用,但杀菌作用差。

(二) 青霉素类

1. 天然青霉素

青 霉 素

青霉素(苄青霉素,青霉素 G)是最早应用于临床的抗生素,由于它具有杀菌力强、毒性低、价格低廉、使用方便等优点,迄今仍是处理敏感菌所致各种感染的首选药物。但是青霉素有不耐酸、不耐青霉素酶、抗菌谱窄和容易引起变态反应等缺点,在临床应用受到一定限制。1959 年以来人们利用青霉素的母核 6-氨基青霉烷酸(6-APA),进行化学改造,接上不同侧链,合成了几百种"半合成青霉素",有许多已用于临床。

青霉素侧链为苄基。常用其钠盐或钾盐,其晶粉在室温中稳定,易溶于水;水溶液在室温中不稳定,20℃放置24 h,抗菌活性迅速下降,且可生成有抗原的降解产物,故青霉素应在注射前配成水溶液。

【抗菌作用】　青霉素主要作用于革兰阳性菌、革兰阴性球菌、嗜血杆菌属以及各种致病螺旋体等。

青霉素对溶血性链球菌、草绿色链球菌、肺炎球菌等作用强,对肠球菌敏感性较差。不产生青霉素酶的金黄色葡萄球菌(不耐药金黄色葡萄球菌)及多数表葡菌对青霉素敏感,但产生青霉素酶的金黄色葡萄球菌对其高度耐药。革兰阳性杆菌、白喉杆菌、炭疽杆菌及革兰阳性厌氧杆菌如产气荚膜杆菌、破伤风杆菌、难辨梭菌、丙酸杆菌、真杆菌、乳酸杆菌等皆对青霉素敏感。革兰阴性菌中脑膜炎球菌对青霉素高度敏感,耐药者罕见。对青霉素敏感的淋球菌日益少见。百日咳杆菌对青霉素敏感。致病螺旋体,如梅毒螺旋体、钩端螺旋体对青霉素高度敏感。

【体内过程】　青霉素遇酸易被分解,口服吸收差,肌内注射100万U后吸收快而完全,0.5 h达血药浓度峰值,约为20 U/ml。6 h内静脉滴注500万U青霉素钠,2 h后血药浓度达20~30 U/ml。青霉素的血浆蛋白结合率为46%~58%。青霉素主要分布于细胞外液,并能广泛分布于各种关节腔、浆膜腔、间质液、淋巴液、胎盘、肝、肾、肺、横纹肌、中耳液中等。青霉素的脂溶性低,进入细胞量减少;眼房水与脑脊液含量也较低,但炎症时青霉素透入脑脊液和眼的量略升高,可达有效浓度。青霉素几乎全部以原形迅速经尿排泄,约10%经肾小球过滤,90%经肾小管分泌。

【临床应用】　青霉素为治疗A组和B组溶血性链球菌感染、敏感葡萄球菌感染、气性坏疽、梅毒、鼠咬热等的首选药。肺炎球菌感染和脑膜炎时也可采用,当病原菌产生耐药时,可改用万古霉素或利福平。青霉素也是治疗草绿色链球菌引起的心内膜炎的首选药。还可作为放线菌病、钩端螺旋体病、梅毒病、回归热病等及预防感染性心内膜炎发生的首选药。破伤风、白喉患者采用青霉素时应与抗毒素合用。

【不良反应】　青霉素的毒性很低,除其钾盐大量静脉注射易引起高血钾症、肌内注射局部疼痛外,最常见的为变态反应,有过敏休克、药疹、血清病型反应、溶血性贫血及粒细胞减少等。青霉素制剂中的青霉噻唑蛋白、青霉烯酸等降解物、青霉素或6-APA高分子聚合物均可成为致敏原。为防止各种变态反应,应详细询问病史,包括用药史、药物过敏史、家属过敏史,并进行青霉素皮肤过敏试验。应用青霉素及皮试时应做好急救准备,如肾上腺素、氢化可的松等药物和注射器材,以便一旦发生过敏休克,能及时治疗。

在青霉素治疗梅毒或钩端螺旋体病时可有症状加剧现象,称为赫氏反应,或治疗矛盾,此反应一般发生于青霉素开始治疗后6~8 h,于12~24 h消失,表现为全身不适、寒战、发热、咽痛、肋痛、心跳加快等;同时可有病变加重现象,甚至危及生命。此反应可能为螺旋体抗原与相应抗体形成免疫复合物的结果,或与螺旋体释放非内毒素致热原有关。

【用药注意】 肌内注射局部可发生周围神经炎,鞘内注射和全身大剂量应用可引起青霉素脑病。严重感染宜静脉滴注给药,大剂量静脉注射应监测血清离子浓度,以防发生高血钠、高血钾症。

2. 半合成青霉素

(1) 口服(耐酸)不耐酶青霉素 本类药物以青霉素 V(苯氧甲基青霉素)为代表,包括非奈西林(苯氧乙基青霉素)、丙匹西林(苯氧丙基青霉素)、阿度西林、环己西林。

青 霉 素 V

【抗菌作用】 青霉素 V 的抗菌谱与青霉素相同,但抗菌作用不及青霉素。虽对青霉素酶不稳定,但被青霉素酶灭活比青霉素稍慢,故对某些金黄色葡萄球菌的作用略强于青霉素。

【体内过程】 本类青霉素耐酸、口服吸收好是其主要优点。青霉素 V 口服吸收约 60%,明显优于青霉素(20%～30%)。达峰时间约 45 min,血浆蛋白结合率为 75%～80%,主要经肾脏排泄。

【临床应用】 主要用于革兰阳性球菌引起的轻度感染,如化脓性链球菌引起的咽炎、扁桃体炎等上呼吸道感染,也常用于风湿热的预防。

【不良反应】 除变态反应外,主要不良反应为胃肠道反应,如烧灼感、恶心、呕吐、腹泻等。

(2) 耐青霉素酶青霉素 本类药物中中国最早上市的品种是苯唑西林。

【抗菌作用和临床应用】 对产青霉素酶的耐药金黄色葡萄球菌有强大杀菌作用,主要用于耐青霉素葡萄球菌感染。以双氯西林最强,依次为氟氯西林、氯唑西林、苯唑西林等。对链球菌属有抗菌作用,但不及青霉素。革兰阴性菌对本类药耐药。现耐甲氧西林和苯唑西林菌株的比例已相当高。氯唑西林对青霉素酶的稳定性高于其他品种,耐药菌发展较慢,常用量对耐青霉素金黄色葡萄球菌仍然有效,国内外均认为氯唑西林是本类药中最好的药物。

【体内过程】 除甲氧西林对酸不稳定外,其余均耐酸,可口服和注射给药。苯唑西林、氯唑西林和双氯西林口服吸收率分别为 30%、50% 和 50%,达峰时间为 30～60 min,峰浓度分别为 4～6、8 和 ≥8 mg/L。血浆蛋白结合率分别为 91%、93% 和 97%,自尿中排出量分别为 30%、50% 和 65%。

禁忌证和不良反应均与青霉素相同。

3. 广谱青霉素 对革兰阳性及阴性菌都有杀菌作用,耐酸,可口服,但不耐酶。

氨 苄 西 林

对青霉素敏感的金黄色葡萄球菌等的效力不及青霉素,但对肠球菌作用优于青霉素。对革兰阴性菌有较强的作用,与氯霉素、四环素等相似或略强,但不如庆大霉素与多黏菌素,对铜绿假单胞菌无效。

【体内过程】 口服后 2 h 达血药浓度峰值,经肾排泄,丙磺舒可延缓其排泄。体液中可达有效抗菌浓度,脑膜炎时脑脊液浓度较高。

【临床应用】 主要用于伤寒、副伤寒、革兰阴性杆菌败血症,肺部、尿路及胆道感染等,严重者应与氨基糖苷类抗生素合用。

【不良反应】 有轻微胃肠反应。

阿 莫 西 林

为对位羟基氨苄西林,抗菌谱与抗菌活性与氨苄西林相似,但对肺炎双球菌、变形杆菌的杀菌作用比氨苄西林强。经胃肠道吸收良好,血中浓度约为口服同量氨苄西林的2.5倍。阿莫西林用于治疗下呼吸道感染(尤其是肺炎球菌所致)效果超过氨苄西林。

匹 氨 西 林

为氨苄西林的双酯,口服吸收比氨苄西林好,能迅速水解为氨苄西林而发挥抗菌作用。正常人口服 250 mg,其血和尿浓度较相当剂量的氨苄西林分别高 3 倍和 2 倍。

4. 抗铜绿假单胞菌广谱青霉素

羧 苄 西 林

本品抗菌谱与氨苄西林相似。特点是对铜绿假单胞菌及变形杆菌作用较强。口服吸收差,需注射给药,肾功能损害时作用延长,主要用于铜绿假单胞菌及大肠埃希菌所引起的各种感染。单用时细菌易产生耐药性,常与庆大霉素合用,但不能混合静脉注射。毒性低,偶也引起粒细胞缺乏及出血。

磺 苄 西 林

抗菌谱和羧苄西林相似,抗菌活性较强。口服无效,胆汁中药物浓度为血药浓度的 3 倍,尿中浓度尤高,主要用于治疗泌尿生殖道及呼吸道感染。不良反应为胃肠道反应,偶有皮疹、发热等。

替 卡 西 林

抗菌谱与羧苄西林相似,抗铜绿假单胞菌活性较其强 2～4 倍。对革兰阳性球菌活性不及青霉素,口服不吸收,肌内注射后 0.5～1.0 h 达血药浓度峰值。分布广泛,胆汁中药物浓度高,大部分经肾排泄,主要用于铜绿假单胞菌所致各种感染。

(三) 头孢菌素类

【化学结构与分类】 头孢菌素类抗生素是从头孢菌素的母核 7-氨基头孢烷酸(7-ACA)接上不同侧链而制成的半合成抗生素。本类抗生素具有抗菌谱广、杀菌力强,对胃酸及对 β-内酰胺酶稳定,变态反应少(与青霉素仅有部分交叉过敏现象)等优点。根据其抗菌作用特点及临床应用不同,可分为 4 代头孢菌素。

第一代头孢菌素的特点:①对革兰阳性菌包括对青霉素敏感和耐药的金黄色葡萄球菌(耐甲氧西林金黄色葡萄球菌除外)的抗菌作用强于第二代和第三代;②对金黄色葡萄球菌产生的 β-内酰胺酶的稳定性优于第二代和第三代;③对革兰阴性菌的作用不及第二

代、更不及第三代；④对革兰阴性杆菌产生的 β-内酰胺酶不稳定；⑤对铜绿假单胞菌、耐药肠杆菌和厌氧菌无效；⑥某些品种对肾脏有一定的毒性。

第二代头孢菌素的特点：①抗革兰阴性杆菌活性和对革兰阴性杆菌产生的 β-内酰胺酶稳定性均比第一代强；②注射用第二代头孢菌素对阳性球菌(包括产酶耐药金黄色葡萄球菌)的作用与第一代相似或略差，但比第三代强；③对厌氧菌有一定作用；④对铜绿假单胞菌无效；⑤肾脏毒性比第一代头孢菌素低。

第三代头孢菌素的特点：①对革兰阴性杆菌抗菌作用强，明显超过第一代和第二代；②对革兰阴性杆菌产生的广谱 β-内酰胺酶高度稳定；③抗菌谱增宽，对铜绿假单胞菌和厌氧菌有不同程度的抗菌作用；④组织穿透力强，体内分布广，可在各组织、体腔、体液中达到有效浓度；⑤对革兰阳性球菌抗菌作用不如第一代和部分第二代头孢菌素；⑥对肾脏基本无毒性。

第四代头孢菌素的特点：第三代头孢菌素对革兰阳性菌的作用弱，不能用于控制金黄色葡萄球菌感染。近来发现一些新品种，如头孢匹罗等，不仅具有第三代头孢菌素的抗菌性能，还对葡萄球菌有抗菌作用。

【抗菌作用及作用机制】 抗菌谱广，多数革兰阳性菌对之敏感，但肠球菌常耐药；多数革兰阴性菌极敏感，除个别头孢菌素外，铜绿假单胞菌及厌氧菌常耐药。本类药与青霉素类、氨基苷类抗生素之间有协同抗菌作用。

头孢菌素类为杀菌药，抗菌作用机制与青霉素类相似，也能与细胞壁上的不同的青霉素结合蛋白结合。

细菌在头孢菌素类与青霉素类之间有部分交叉耐药现象。

【体内过程】 多需注射给药，但头孢氨苄、头孢羟氨苄和头孢克洛能耐酸，胃肠吸收好，可口服。

头孢菌素吸收后，分布良好，能透入各种组织中，且易透过胎盘，在滑囊液、心包积液中均可获得高浓度。头孢呋辛和第三代头孢菌素多能分布于前列腺。第三代头孢菌素还可透入眼房水；胆汁中浓度也较高，其中以头孢哌酮为最高，其次为头孢曲松、头孢呋辛、头孢曲松、头孢噻肟、头孢他定、头孢哌酮等；可透过血脑屏障，并在脑脊液中达到有效浓度。多数头孢菌素血浆 $t_{1/2}$ 均较短(0.5~2.0 h)，但头孢曲松的 $t_{1/2}$ 最长，可达 8 h。

【临床应用】

第一代头孢菌素：主要用于耐药金黄色葡萄球菌感染，常用头孢氨苄、头孢羟氨苄、头孢噻吩、头孢拉定和头孢唑啉，后者肌内注射血药浓度为头孢菌素类中最高，是第一代中最常用的品种。口服头孢菌素主要用于轻、中度呼吸道和尿路感染。

第二代头孢菌素：临床应用较多的有头孢呋辛、头孢克洛及头孢孟多等，主要用以治疗大肠埃希菌、克雷伯菌、肠杆菌、吲哚阳性变形杆菌等敏感菌所致的肺炎、胆道感染、菌血症、尿路感染和其他组织器官感染。

第三代头孢菌素：临床应用较多的有头孢曲松、头孢噻肟、头孢他定、头孢哌酮，主要治疗尿路感染以及危及生命的败血症、脑膜炎、肺炎等严重感染,可获满意效果。头孢他定为目前临床应用的抗铜绿假单胞菌最强的抗生素,此外头孢哌酮也可选用。对肠杆菌科细菌头孢曲松和头孢噻肟相仿,头孢哌酮稍差。新生儿脑膜炎和肠杆菌科细菌所致的成人脑膜炎须选用第三代头孢菌素。

【不良反应】 常见者为变态反应,偶可见过敏性休克、哮喘及速发型皮疹等;青霉素过敏者有 5%～10% 对头孢菌素有交叉变态反应;静脉给药者可发生静脉炎;第一代的头孢噻吩、头孢噻啶和头孢氨苄大剂量时可出现肾脏毒性,这与近曲小管细胞损害有关。由于头孢菌素钠盐含钠量可达 $2.0～3.5\ mol/g$,大剂量静脉注射时应注意高钠血症的发生。第三代头孢菌素偶见二重感染或肠球菌、铜绿假单胞菌和念珠菌的增殖现象。头孢孟多、头孢哌酮高剂量使用可出现低凝血酶原血症。

(四) 非典型 β-内酰胺类抗生素

1. 头霉素类 头霉素类是自链霉菌获得的 β-内酰胺抗生素,有 A、B、C 3 型,C 型作用最强。抗菌谱广,对革兰阴性菌作用较强,对多种 β-内酰胺酶稳定。头霉素药化学结构与头孢菌素相仿,但其头孢烯母核的 7 位碳上有甲氧基。目前广泛应用者为头孢西丁。抗菌谱与抗菌活性与第二代头孢菌素相同,对厌氧菌包括脆弱拟杆菌有良好作用,适用于盆腔感染、妇科感染及腹腔等需氧与厌氧菌混合感染。

2. 氧头孢烯类 拉氧头孢又名羟羧氧酰胺菌素,抗菌谱广,抗菌活性与头孢噻肟相仿,对革兰阳性和阴性菌及厌氧菌,尤其对脆弱拟杆菌的作用强,对 β-内酰胺酶极稳定,血药浓度维持较久。

3. 碳青霉烯类 亚胺培南(亚胺硫霉素)具有抗菌谱广、抗菌作用强、毒性低、耐酶等特点,但稳定性极差,在体内易被去氢肽酶水解失活。临床上将本品与肽酶抑制剂西司他丁制成合剂(又称泰能),具有较好稳定性,供静脉滴注。碳青霉烯类是迄今开发的抗生素中抗菌谱最广的、抗菌作用最强的一类抗生素。

4. β-内酰胺酶抑制剂

克 拉 维 酸

克拉维酸(棒酸)为氧青霉烷类广谱 β-内酰胺酶抑制剂,抗菌谱广,但抗菌活性低。与多种 β-内酰胺类抗生素合用时,抗菌作用明显增强。临床使用奥格门汀(氨菌灵)与泰门汀,为克拉维酸分别和阿莫西林与替卡西林配伍的制剂。

舒 巴 坦

舒巴坦(青霉烷砜)为半合成 β-内酰胺酶抑制剂,对金黄色葡萄球菌与革兰阴性杆菌产生的 β-内酰胺酶有很强且不可逆的抑制作用,抗菌作用略强于克拉维酸,但需要与其他 β-内酰胺类抗生素合用,有明显抗菌协同作用。舒巴坦和氨苄西林(1∶2)的混合制剂(优立新)可供肌内注射或静脉注射。舒巴哌酮为舒巴坦和头孢哌酮(1∶1)的混合剂,可供在静脉滴注。

二、大环内酯类、林可霉素类及其他抗生素

(一) 大环内酯类抗生素

大环内酯类抗生素是一类具有 12～16 碳内酯环共同化学结构的抗菌药。目前常用的有红霉素、麦迪霉素、麦白霉素、乙酰螺旋霉素、交沙霉素、吉他霉素、琥乙红霉素、罗红霉素、克拉霉素(甲红霉素)等。

本类药的共同特点为:①抗菌谱窄,比青霉素略广,主要作用于需氧革兰阳性菌和阴性球菌、厌氧菌,以及军团菌、胎儿弯曲菌、衣原体和支原体等;②细菌对本类各药间有不完全交叉耐药性;③在碱性环境中抗菌活性较强,治疗尿路感染时常需碱化尿液;④口服后不耐酸,酯化衍生物可增加口服吸收;⑤血药中浓度低,组织中浓度相对较高,痰、皮下组织及胆汁中浓度明显超过血液中浓度;⑥不易透过血脑屏障;⑦主要经胆汁排泄,进行肝肠循环;⑧毒性低微,口服后的主要不良反应为胃肠道反应,静脉注射易引起血栓性静脉炎。

红 霉 素

红霉素是从链丝菌中分离而得。

【抗菌作用】 红霉素对革兰阳性菌有强大抗菌作用,革兰阴性菌如脑膜炎球菌、淋球菌、流感杆菌、百日咳杆菌、布氏杆菌及军团菌对红霉素也都高度敏感。红霉素对某些螺旋体、肺炎支原体及螺杆菌也有抑制作用。金黄色葡萄球菌对红霉素可产生耐药性。大环内酯类抗生素之间有部分交叉耐药性。

红霉素的抗菌机制是其能与细菌核糖体的 50 S 亚基结合,抑制转肽作用和(或)信使核糖核酸(mRNA)移位,从而抑制蛋白质合成。

【体内过程】 红霉素不耐酸,口服用肠溶片。无味红霉素是其丙酸酯的十二烷酸盐,能耐酸、无味,适于患儿服用。红霉素口服吸收快,2 h 血药浓度达到高峰,可维持 6～12 h,$t_{1/2}$约 2 h。琥乙红霉素为酯化红霉素在体内释出红霉素。红霉素吸收后可迅速分布于组织、各种腺体,并易透过胎盘和滑膜囊腔等。药物在体内大部分经肝破坏,胆汁中浓度高,约为血浆浓度的 10 倍,仅少量药物(12%)由尿排泄。

【临床应用】 红霉素主要用于治疗耐青霉素的金黄色葡萄球菌感染和青霉素过敏患者。其效力不及青霉素,且易产生耐药性,但停药数月后又可恢复其敏感性。红霉素是白喉带菌者、支原体肺炎、沙眼衣原体所致婴儿肺炎及结肠炎、弯曲杆菌所致败血症或肠炎及军团病的首选药。

【不良反应】 口服大剂量可出现胃肠道反应。红霉素或琥乙红霉素可引起肝损害(后者低些),如转氨酶升高、肝肿大及胆汁郁积性黄疸等,一般于停药后数日可恢复。口服红霉素也可出现伪膜性肠炎、静脉滴注其乳糖酸盐可引起血栓性静脉炎。

乙酰螺旋霉素

乙酰螺旋霉素抗菌谱和其他大环内酯类抗生素相似,但其抗菌活性较弱。本品耐酸,口服吸收后脱乙酰基转为螺旋霉素,体外抗菌作用低于红霉素,但其体内作用较强,组织浓度较高,维持时间也较长。主要用于防治革兰阳性菌引起的呼吸道和软组织感染。

麦迪霉素与麦白霉素

麦迪霉素由链丝菌产生,含有麦迪霉素 A_1、A_2 和少量 A_3、A_6 组分。国内生产菌所得产品也为多组分,含较多量的白霉素 A_6,因而称为麦白霉素。它们的抗菌性能与红霉素相似或稍弱。口服吸收后分布于各组织,以肝、肺、脾、肾内浓度较高,胆汁浓度也高。本品主要在体内代谢,仅少量经尿排出,不能透过正常脑膜。主要作为红霉素替代品应用于敏感菌所致的咽部、呼吸道、皮肤和软组织、胆道等部位感染。乙酰麦迪霉素为麦迪霉素的二醋酸酯,口服吸收较麦迪霉素好,血药浓度高,作用时间长,且味不苦,适合患儿使用。

交 沙 霉 素

交沙霉素是单一组分的 14 碳大环内酯抗生素,抗菌谱和抗菌作用与红霉素相同,对革兰阳性菌和厌氧菌具有较好抗菌作用;对部分耐红霉素的金黄色葡萄球菌仍有效。体内分布较广,在痰、胆汁和组织中浓度较高,不能透过血脑屏障。适应证同麦迪霉素,胃肠道反应小。

阿奇霉素及罗红霉素

阿奇霉素和罗红霉素是近年用于临床的大环内酯类新品种,其抗菌谱和抗菌作用与红霉素相近或稍差,但具有良好的药动学特性。罗红霉素在血及组织中浓度高,半衰期长(12~14 h),从而可减少用量,减少给药次数(每日 1~2 次),减少不良反应。

(二) 林可霉素及克林霉素

林可霉素(洁霉素)由链丝菌产生。克林霉素(氯洁霉素,氯林霉素)是林可霉素 7 位—OH 被 Cl^- 取代而成,两者具有相同的抗菌谱。克林霉素抗菌作用更强、口服吸收好且毒性较小,临床较为常用。

【抗菌作用】 林可霉素和克林霉素对金黄色葡萄球菌(包括耐青霉素者)、溶血性链球菌、草绿色链球菌、肺炎球菌及大多数厌氧菌都有良好抗菌作用。对革兰阴性菌大都无效。两药的抗菌机制相同,能与核糖体 50 S 亚基结合,抑制肽酰基转移酶,使蛋白质肽链的延伸受阻。红霉素与林可霉素能互相竞争结合部位,而呈拮抗作用,故不宜合用。

【体内过程】 克林霉素较林可霉素的口服吸收为好,且不受食物影响。两药都能渗入骨及其他组织,前者的血药浓度约为后者的 2 倍,但不透过血脑屏障,其 $t_{1/2}$ 为 2~2.5 h,药物主要在肝代谢灭活,约 90% 经尿排出。

【临床应用】 主要用于急、慢性敏感菌引起的骨及关节感染。是迄今抗厌氧菌抗生素中作用较好的一种。两药中克林霉素尤为常用。

【不良反应】 两药口服或注射均可引起胃肠道反应,一般反应轻微,表现为食欲减退、恶心、呕吐、胃部不适和腹泻,但也有出现严重的假膜性肠炎者,多见于林可霉素。

(三) 万古霉素及去甲万古霉素

万古霉素和去甲万古霉素属多肽类化合物,化学结构相近,作用相似,后者略强,仅对革兰阳性菌有强大杀菌作用。抗菌机制为阻碍细菌细胞壁合成。细菌对本品不产生耐药性,且与其他抗生素无交叉耐药性。

口服不吸收,粪便中浓度高。药物广泛分布于各组织,主要经肾排泄。静脉滴注,正常人血浆 $t_{1/2}$ 为 5~11 h,肾功能不全者 $t_{1/2}$ 延长 2~9 d。

万古霉素主要用于治疗耐青霉素金黄色葡萄球菌引起的严重感染,如败血症、肺炎、心内膜炎、结肠炎及其他抗生素,尤其是克林霉素引起的假膜性肠炎。静脉滴注时偶可发生恶心、寒战、药热、皮疹及皮肤瘙痒等。较大剂量时,严重者可致耳聋、耳鸣及听力损害。

三、氨基糖苷类抗生素及多黏菌素

(一) 氨基糖苷类抗生素

氨基糖苷类抗生素都由氨基糖分子和非糖部分的苷元结合而成,它包括链霉素、庆大霉素、卡那霉素以及人工半合成的西索米星、妥布霉素、阿米卡星(丁胺卡那霉素)、奈替米星(奈替霉素、乙基西索霉素)、阿司米星,多黏菌素类的大观霉素(奇霉素、壮观霉素、淋必治)等。

氨基糖苷类抗生素的化学结构基本相似,因此具有共同特点,如水溶性好,性质稳定;此外,在抗菌谱、抗菌机制、血清蛋白结合率、胃肠吸收、经肾排泄及不良反应等方面也有共性。

【抗菌作用】 氨基糖苷类对各种需氧革兰阴性菌如大肠埃希菌、克雷伯菌属、肠杆菌属、变形杆菌属等具高度抗菌活性。此外,对沙雷菌属、产碱杆菌属、布氏杆菌、沙门菌、痢疾杆菌、嗜血杆菌及分枝杆菌也具有抗菌作用。氨基糖苷类对革兰阴性球菌如淋球菌、脑膜炎球菌的作用较差。流感杆菌及肺炎支原体呈中度敏感,但临床疗效不显著。铜绿假单胞菌只对庆大霉素、阿米卡星、妥布霉素敏感,其中对妥布霉素为最敏感。对各型链球菌的作用微弱,肠球菌多属耐药,但金黄色葡萄球菌包括耐青霉素菌株对之甚为敏感。结核杆菌对链霉素、卡那霉素、阿米卡星和庆大霉素均敏感,但后者在治疗剂量时对结核杆菌不能达到有效抑菌浓度。

按相同重量比较,庆大霉素和西索米星的抗菌活性较卡那霉素、妥布霉素、奈替米星和阿米卡星稍强,但临床用量中它们的抗菌作用并无明显差别。

【抗菌作用机制】 氨基糖苷类的抗菌作用机制是阻碍细菌蛋白质的合成。许多基本成分如活化氨基酸、转运核糖核酸(tRNA)、信使核糖核酸(mRNA)、酶、Mg^{2+}、始动因子(F_1、F_2、F_3)、ATP、GTP 等都参与了蛋白质合成。氨基糖苷类能影响蛋白质合成的许多环节：①起始阶段，抑制 70 S 始动复合物的形成；②选择性地与 30 S 亚基上靶蛋白结合（如 Plo），使 mRNA 上的密码错译，导致异常的、无功能的蛋白质合成；③阻碍终止因子（R）与核糖体 A 位结合，使已合成的肽链不能释放并阻止 70 S 核糖体的解离，最终造成菌体内核糖体的耗竭。此外，氨基糖苷类通过离子吸附作用附着于细菌体表面造成胞膜缺损致使胞膜通透性增加，细胞内 K^+、腺嘌呤核苷酸、酶等重要物质外漏，从而导致细菌死亡。氨基糖苷类与 β-内酰胺类都是杀菌药，但前者与后者不同，前者对静止期细菌有较强的作用。

【体内过程】 氨基糖苷类在胃肠道不吸收或极少吸收（<1%）。口服后血药浓度很低，胃肠道浓度较高，可用于胃肠道感染。在肾功能减退时，多次口服或直肠内给药，血药浓度可蓄积至中毒水平。肌内注射后氨基糖苷类吸收迅速且完全，30～90 min 达到峰浓度。氨基糖苷类静脉内给药，其浓度高低随剂量而异，一般在静脉滴注 20～30 min 后血浆中浓度与肌内注射相同。本类药物中除链霉素外，与血浆蛋白结合很少。药物主要分布于细胞外液，组织与细胞内药物含量较低，分布容积大致与细胞外液容积相当，成人为 15 L（0.56 L/kg）。肾脏皮质内药物浓度可超过血药浓度 10～50 倍。$t_{1/2}$ 平均可达 112～693 h。肾脏皮质内药物蓄积浓度越高，对肾毒性越大。氨基糖苷类可进入内耳外淋巴液，浓度与用药量成正比，其 $t_{1/2}$ 较血浆 $t_{1/2}$ 长 5～6 倍。当肾功能减退（无尿）时其浓度与 $t_{1/2}$ 均明显增加。氨基糖苷类在体内不被代谢，约 90% 以原形经肾小球过滤排出，尿药浓度极高，为血浆峰浓度的 25～100 倍。

【药理特点及应用】

1. **链霉素** 是由链丝菌培养液提取而得，常用其硫酸盐，性质稳定，水溶液在室温可保持 1 周。口服不吸收，肌内注射吸收快，30～60 min 达峰浓度，$t_{1/2}$ 为 2～3 h，一次注射有效浓度可达 6～8 h，年龄超过 40 岁 $t_{1/2}$ 可延长至 9 h。主要分布于细胞外液，大部分经肾排泄；肾功能不全时，排泄减慢。

链霉素对多数革兰阴性菌有强大抗菌作用，但因其毒性与耐药性问题，限制了它的临床应用。目前临床主要用于：①鼠疫与兔热病，链霉素为首选药。②布氏杆菌病，链霉素与四环素合用有满意的效果。③感染性心内膜炎，对草绿色链球菌引起者，青霉素与链霉素合用为首选；对肠球菌引起者，需青霉素与链霉素合用治疗，但部分菌株对链霉素耐药，可改用庆大霉素或妥布霉素等。④结核病，链霉素为最早的抗结核药，现仍应用，但必须与其他抗结核药联合应用，以延缓耐药性的发生。⑤链霉素与青霉素或氨苄西林合用，可用于预防细菌性心内膜炎及呼吸、胃肠道、泌尿系统手术后的感染。

链霉素治疗时常可出现头痛、头晕、呕吐、耳鸣、平衡失调和眼球震颤，多为可逆。严重者可致永久性耳聋。对肾脏的毒性链霉素为氨基糖苷类中最轻者，但肾功能不全者仍应慎用。

2. **庆大霉素** 是目前临床最为常用的广谱氨基糖苷类药物。庆大霉素水溶液稳定，水针剂常作肌内注射或静脉滴注给药。体内过程与链霉素相仿。但其有效与安全的血药浓度较低(4～8 mg/L)。药物主要经肾排泄,部分经胆汁入肠,胆汁中药物浓度可达血药浓度的 60%～80%,$t_{1/2}$ 约 3 h。

庆大霉素广泛用于治疗敏感菌的感染:①严重革兰阴性杆菌的感染如败血症、骨髓炎、肺炎、腹膜感染、脑膜炎等,庆大霉素是首选药;②铜绿假单胞菌感染,庆大霉素常与羧苄西林合用可获协同作用,但两药不可同时混合静脉滴注,因后者可使庆大霉素的活性降低;③病因未明的革兰阴性杆菌混合感染,庆大霉素与广谱半合成青霉素类(羧苄西林或哌拉西林等)或头孢菌素联合应用可以提高疗效;④与青霉素联合治疗肠球菌心内膜炎,与羧苄西林、氯霉素联合治疗革兰阴性杆菌心内膜炎;⑤庆大霉素口服可用于肠道感染或肠道术前准备;⑥庆大霉素局部用于皮肤、黏膜表面感染,眼、耳、鼻部感染,但因可致光敏感反应,大面积应用易致吸收毒性,故少作局部应用。

不良反应有前庭神经功能损害,但较链霉素少见,对肾脏毒性则较多见。

3. 卡那霉素　由链丝菌培养液中提取。卡那霉素体内过程与链霉素、庆大霉素基本相同。其抗菌谱与链霉素相似,但稍强,对多数常见的革兰阴性菌及结核菌有效,但对铜绿假单胞菌无效。体内抗菌有效的血药浓度为 8～16 μg/ml。卡那霉素由于其毒性及耐药菌较多见,其在临床应用已被庆大霉素等其他氨基糖苷类药所取代。

4. 妥布霉素　由链丝菌培养液中提得,也可由卡那霉素 B 脱氧而成,其水溶液非常稳定。抗菌作用与庆大霉素相似,对绝大多数肠杆菌科细菌、铜绿假单胞菌及葡萄球菌均具有良好的抗菌作用。最突出的是,对铜绿假单胞菌作用较庆大霉素强 2～4 倍,并且对庆大霉素耐药者仍有效,对肠球菌及除铜绿假单胞菌外的假单胞菌属及厌氧菌无效,对肺炎杆菌、肠杆菌属和变形杆菌属的作用较庆大霉素略强;但对沙雷菌和沙门菌的作用略差。

妥布霉素与庆大霉素相同,主要用于各种严重的革兰阴性杆菌感染,但一般不作为首选药。对铜绿假单胞菌感染或需较长时间用药者,如感染性心内膜炎,以选用妥布霉素为宜。

妥布霉素的耳毒性较庆大霉素略低,但仍应警惕。一般每日剂量不宜超过 5 mg/kg,血药浓度不宜超过 12 mg/L。在肾功能减退时还应根据血清肌酐清除率调整剂量和给药间隔。

5. 阿米卡星　是卡那霉素的半合成衍生物,其抗菌谱为本类药物中最宽的。其突出优点是对许多肠道革兰阴性菌和铜绿假单胞菌所产生的钝化酶稳定,因而主要用于治疗对其他氨基糖苷类耐药菌株(包括铜绿假单胞菌)所致的感染,如对庆大霉素、卡那霉素耐药株引起的尿路和肺部感染,以及铜绿假单胞菌、变形杆菌所致的败血症。与羧苄西林或头孢噻吩合用,连续静脉滴注治疗中性粒细胞减少或其他免疫缺陷者感染,可获得满意效果。阿米卡星仅可为革兰阴性菌所产生的一种乙酰转移酶 AAC(6′)所钝化而耐药,此外,由于细胞壁屏障作用,致使药物不能有效渗入细菌体也可导致耐药株产生。

【药物相互作用】　氨基糖苷类与两性霉素、杆菌肽、头孢噻吩、多黏菌素或万古霉素合用能增加肾脏毒性;呋塞米(速尿)、利尿酸及甘露醇等能增加氨基糖苷类的耳毒性;苯海拉明、美克洛嗪、布克力嗪等抗组胺药可掩盖氨基糖苷类的耳毒性;氨基糖苷类能增强骨骼肌松弛药及全身麻醉药引起的肌肉松弛作用,可导致呼吸抑制。

【不良反应】

1. 耳毒性 临床不良反应可分为两类:一类对前庭功能损害,有眩晕、恶心、呕吐、眼球震颤和平衡障碍,其发生率依次为:新霉素(已少用)>卡那霉素>链霉素>西索米星>庆大霉素>妥布霉素>奈替米星。另一类对耳蜗神经损害,表现为听力减退或耳聋,其发生率依次为:新霉素>卡那霉素>阿米卡星>西索米星>庆大霉素>妥布霉素>链霉素。耳毒性发生机制可能是内耳淋巴液中药物浓度过高,损害内耳柯蒂器内、外毛细胞的糖代谢和能量利用,导致内耳毛细胞膜上 K^+-Na^+ 泵发生障碍,终使毛细胞的功能受损。

为防止和减少耳毒性反应,在治疗过程中应注意观察耳鸣、眩晕等早期症状的出现,进行听力监测,并根据患者的肾功能(肌酐清除率等)及血药浓度来调整用药剂量。除非必要,应避免与高效利尿药或其他耳毒性药物合用。

2. 肾毒性 氨基糖苷类主要经肾排泄并在肾脏(尤其是皮质部)蓄积,主要损害近曲小管上皮细胞,但不影响肾小球,临床可见蛋白尿、管形尿、尿中红细胞、肾小球过滤减少,严重者可发生氮质血症及无尿等。年老者或剂量过高以及与其他肾毒性药物如呋塞米、多黏菌素、两性霉素 B 等合用时容易发生肾功能损害,在常用剂量时各药对肾的毒性顺序为:新霉素>卡那霉素>妥布霉素>链霉素。奈替米星肾毒性很低。

3. 神经-肌肉阻断作用 各种氨基糖苷类抗生素均可引起神经-肌肉麻痹作用,虽较少见,但有潜在性危险。神经-肌肉阻断作用与剂量及给药途径有关,静脉滴注速度过快或同时应用肌肉松弛剂或全身麻醉药均可致神经-肌肉阻断。重症肌无力者尤易发生,可致呼吸停止。其机制是乙酰胆碱的释放需 Ca^{2+} 的参与,药物能与突触前膜上"钙结合部位"结合,从而阻止乙酰胆碱释放。当出现神经肌肉麻痹时,可用钙剂或新斯的明治疗。

4. 变态反应 氨基糖苷类药可以引起嗜酸性粒细胞增多,各种皮疹、发热等过敏症状,也可引起严重过敏性休克,尤其是链霉素引起的过敏性休克发生率仅次于青霉素 G,应引起警惕。

(二) 多黏菌素类

多黏菌素包括多黏菌素 B 及多黏菌素 E,两者具有相似的药理作用。是多肽类抗生素,由于静脉给药可致严重肾毒性现已少用。

【体内过程】 多黏菌素口服不易吸收。肌内注射 50 mg 后 2 h 血药浓度达峰值(2~8 mg/L),有效血药浓度可维持 8~12 h,$t_{1/2}$ 约 6 h。肾功能不全者清除慢,$t_{1/2}$ 可达 2~3 d。它分布于全身组织,以肝、肾为最高,并保持较长时间。多黏菌素不易弥散进入胸腔、腹腔、关节腔,即使在脑膜炎症时也不易透入脑脊液中,胆汁中浓度也较低。药物经肾缓慢排泄。

【抗菌作用及临床应用】 对多数革兰阴性杆菌有杀灭作用。多黏菌素类抗生素具有表面活性,含有带正电荷的游离氨基,能与革兰阴性菌细胞膜的磷脂中带负电荷的磷酸根结合,使细菌细胞膜面积扩大,通透性增加,细胞内的磷酸盐、核苷酸等成分外漏,导致细菌死亡。多黏菌素对生长繁殖期和静止期的细菌都有效,过去曾用于对其他抗生素耐药的铜绿假单胞菌和革兰阴性杆菌所致的感染如败血症、脑膜炎、心内膜炎、烧伤后感染等,但现在已被疗效好、毒性低的其他抗生素所取代。仍可局部用于敏感菌的眼、耳、皮肤、黏膜感染及烧伤处的铜绿假单胞菌感染。多黏菌素口服用于肠道手术前准备。

【不良反应】 毒性较大,主要表现在肾脏及神经系统两方面,其中多黏菌素 B 较多黏菌素 E 尤为多见,症状为蛋白尿、血尿等。大剂量、快速静脉滴注时,由于神经-肌肉的阻滞可导致呼吸抑制。

四、四环素类及氯霉素

四环素类和氯霉素的抗菌谱极广,包括革兰阳性和阴性菌、立克次体、衣原体、支原体和螺旋体,故常称为广谱抗生素。

(一) 四环素类

四环素类抗生素具有共同的基本母核,仅取代基有所不同。它们是两性物质,可与碱或酸结合成盐,在碱性水溶液中易降解,在酸性水溶液中则较稳定,故临床一般用其盐酸盐。四环素类可分为天然品与半合成品两类。天然品有金霉素、土霉素、四环素和去甲金霉素等。金霉素已被淘汰,去甲金霉素中国不生产,四环素和土霉素较常用。半合成品有多西环素和米诺环素(二甲胺四环素),前者在中国较为常用。

四环素与土霉素

四环素和土霉素,由于抗菌谱广,口服有效,应用方便,故曾长期广泛用于临床。近年来由于耐药菌株日益增多,疗效不够理想,且不良反应较多,其临床已明显少用。

【抗菌作用】 抗菌谱广,对革兰阳性的肺炎球菌、溶血性链球菌、草绿色链球菌及部分葡萄球菌、破伤风杆菌和炭疽杆菌等有效,对革兰阴性细菌中的脑膜炎球菌、痢疾杆菌、大肠埃希菌、流感杆菌、巴氏杆菌属、布氏杆菌等及某些厌氧菌(如拟杆菌、梭形杆菌、放线菌)都有效。此外,对肺炎支原体、立克次体、螺旋体、放线菌也有抑制作用,还能间接抑制阿米巴原虫。对铜绿假单胞菌、病毒和真菌无效。

四环素类属快速抑菌剂,在高浓度时也有杀菌作用。其抗菌机制主要为与细菌核糖体 30 S 亚单位在 A 位特异性结合,阻止 aa - tRNA 在该位置上的联结,从而阻止肽链延伸和细菌蛋白质合成。其次四环素类还可引起细胞膜通透性改变,使胞内的核苷酸和其他重要成分外漏,从而抑制 DNA 复制。细菌对四环素类的耐药性在体外发展较慢,然而本类药物之间有交叉耐药性。

【体内过程】 口服易吸收，但不完全。四环素吸收较土霉素好，2～4 h 血药浓度可达高峰，$t_{1/2}$ 约为 8.5 h，土霉素血药浓度较低，$t_{1/2}$ 为 9.6 h。由于四环素类能与多价阳离子如 Mg^{2+}、Ca^{2+}、Al^{3+} 及 Fe^{2+} 等起络合作用，因而含这些离子的药物和食物均可妨碍其吸收。饭后服盐酸四环素较空腹服用时血药浓度低 50％左右；铁剂可使四环素的吸收率下降 40％～90％，如需要两药合用，服药时间应相隔 3 h。胃液中酸度高时，药物溶解完全，吸收较好。此外，四环素和土霉素口服吸收量有一定限度，服药量超过 0.5 g 以上，血药浓度并不随剂量增加而提高，只增加粪便中的排泄量。

吸收后广泛分布于各组织中，并能沉积于骨及牙组织内。它们与血浆蛋白结合率为 20％～30％，因此四环素容易渗入胸腔、腹腔、胎儿循环及乳汁中，但不易透过血脑屏障，脑脊液中的药物浓度一般仅为血药浓度的 1/10。四环素、土霉素主要以原形经肾小球过滤排出，故尿药浓度较高，有利于治疗尿路感染。土霉素口服排泄快，且较完全，排泄量可达 60％～70％。四环素排泄量较少，有 20％～30％。本类药物经肝浓缩排入胆汁，形成肝肠循环。胆汁中药物浓度为血药浓度的 10～20 倍。

【临床应用】 四环素类临床应用范围比较广泛。对立克次体感染和斑疹伤寒、恙虫病以及支原体引起的肺炎有良效，为首选药物。对革兰阳性菌和阴性菌、百日咳、痢疾、肺炎杆菌所致的尿道、呼吸道和胆道感染，可选用四环素类药。

【不良反应】

1. 胃肠道反应 本药口服后直接刺激胃肠道而引起恶心、呕吐、上腹不适、腹胀、腹泻等症状，尤以土霉素多见，与食物同服可以减轻。

2. 二重感染 正常人的口腔、鼻咽、肠道等都有微生物寄生，菌群间维持平衡的共生状态。广谱抗生素长期应用，使敏感菌受到抑制，而不敏感菌乘机在体内繁殖生长，造成二重感染，又称菌群交替症。多见于老幼和体质衰弱、抵抗力低的患者。此外，合并应用肾上腺皮质激素、抗代谢或抗肿瘤药物更容易诱发二重感染。常见的二重感染有：①真菌病，致病菌以白色念珠菌最多见。表现为口腔鹅口疮、肠炎，可用抗真菌药治疗。②葡萄球菌引起的假膜性肠炎，此时葡萄球菌产生强烈的外毒素，引起肠壁坏死、体液渗出、剧烈腹泻、脱水或休克等症状，有死亡危险。此种情况必须停药并口服万古霉素。

3. 对骨、牙生长的影响 四环素类能与新形成的骨、牙中所沉积的钙相结合。妊娠 5个月以上的妇女服用这类抗生素，可使出生的幼儿乳牙釉质发育不全并出现黄色沉积，引起畸形或生长抑制。

4. 其他 长期大量口服或静脉给予(每日超过 1～2 g)可造成严重肝脏损害。也能加剧原有的肾功能不全，影响氨基酸代谢而增加氮质血症。此外，四环素类抗生素还可引起药热和皮疹等变态反应。

多 西 环 素

多西环素(强力霉素)是土霉素的脱氧物。易溶，遇光不稳定。

【抗菌作用】 抗菌谱和四环素相似,但抗菌作用强 2～10 倍,且对土霉素、四环素耐药的金黄色葡萄球菌有效。

【体内过程】 脂溶性较大,因此口服吸收快而完全,分布于全身,脑脊液中浓度也较高。多西环素的吸收不受食物的影响。药物大部分经胆汁排入肠道又可再吸收,经肾小管时也可再吸收,因此 $t_{1/2}$ 长达 20 h,可维持有效血药浓度 24 h 以上。一般细菌性感染每日服药一次即可。药物小部分从肾排泄。大部分以结合或络合的无活性代谢产物由粪便排泄,故对肠道菌群无影响,肾功能不全时仍可使用。

【临床应用】 同四环素,用于呼吸道感染如老年慢性气管炎、肺炎、麻疹肺炎,也用于泌尿道感染及胆道感染等。对肾功能不良患者的肾外感染也可使用。对产肠毒素大肠埃希菌所致的腹泻也有效,但宜慎用。

【不良反应】 常见胃肠道刺激性反应,如恶心、呕吐、腹泻、舌炎、口腔炎及肛门炎等,宜饭后服药。皮疹及二重感染少见。在静脉注射过程中可出现舌头麻木及口内特殊气味,个别可有呕吐。

【相互作用】 多西环素与肝药酶诱导剂苯巴比妥、苯妥英钠等同服,可使其 $t_{1/2}$ 缩短至 7 h 左右,并使血药浓度降低而影响疗效。

米 诺 环 素

米诺环素是长效、高效的半合成四环素,其抗菌谱和四环素相近,抗菌作用为四环素类中最强,对四环素耐药的金黄色葡萄球菌、链球菌和大肠埃希菌对本品仍敏感。

口服吸收迅速,2～3 h 后血药浓度可达高峰,经尿和粪排泄量为本类药中最低,$t_{1/2}$ 约为 13 h(10～20 h)。药物在体内长时间存留于脂肪组织,给药后 10 d 尿中仍可测出。

临床用于泌尿系统、胃肠道、呼吸道、眼耳鼻喉部感染以及骨髓炎等。此外,对疟疾也有一定效果。

不良反应与其他四环素类基本相同,但能引起可逆性前庭反应,包括恶心、呕吐、头昏、眼花及运动失调等,常在开始服药时出现,停药后 24～48 h 可消失。

(二) 氯霉素

氯霉素是由委内瑞拉链丝菌产生的抗生素,分子中含氯。

【抗菌作用】 氯霉素对革兰阳性、阴性细菌均有抑制作用,且对后者的作用较强。其中对伤寒杆菌、流感杆菌、副流感杆菌和百日咳杆菌的作用比其他抗生素强,对立克次体感染如斑疹伤寒也有效,但对革兰阳性球菌的作用不及青霉素和四环素。抗菌作用机制是与核糖体 50S 亚基结合,抑制肽酰基转移酶,从而抑制蛋白质合成。

各种细菌都能对氯霉素发生耐药性,其中以大肠埃希菌、痢疾杆菌、变形杆菌等较为多见,伤寒杆菌及葡萄球菌较少见。

【体内过程】 氯霉素自肠道上部吸收,一次口服 1.0 g 后 2 h 左右血中药物浓度可达到峰值(10～13 mg/L)。血浆 $t_{1/2}$ 平均为 2.5 h,6～8 h 后仍然维持有效血药浓度。氯霉素广泛分布于各组织和体液中,脑脊液中的浓度较其他抗生素为高。氯霉素的溶解和吸收均与制剂的颗粒大小及晶型有关。肌内注射吸收较慢,血药浓度较低,仅为口服同剂量的50%～70%,但维持时间较长。注射用氯霉素为琥珀酸钠盐,水中溶解度大,在组织内水解产生氯霉素。氯霉素在体内代谢大部分是与葡萄糖醛酸相结合,其原形药及代谢物迅速经尿排出,口服量5%～15%的有效原形药经肾小球过滤而排入尿中,并能达到有效抗菌浓度,可用于治疗泌尿系统感染。肾功能不良者使用时应减量。

【临床应用】　氯霉素曾广泛用于治疗各种敏感菌感染,后因对造血系统有严重不良反应,故对其临床应用现已做出严格控制。可用于对氯霉素敏感的伤寒、副伤寒和立克次体病等及敏感菌所致的严重感染。氯霉素在脑脊液中浓度较高,也常用于治疗其他药物疗效较差的脑膜炎患者。必要时可用静脉滴注给药。

【不良反应】

1. 再生障碍性贫血　再生障碍性贫血为特异反应性,与服药剂量和疗程长短无关,通常有数周或数月的潜伏期,停药后仍可发生,且末次用药与症状出现相隔时间越长,预后越严重。一般是不可逆性的,病死率可达到50%。造成再生障碍性贫血的原因可能在于这些患者的骨髓造血细胞存在某种遗传性代谢缺陷,并对氯霉素结构中的硝基苯基基团非常敏感所致。绝大多数由口服氯霉素引起,局部用药或注射给药偶尔可见。

2. 灰婴综合征　主要发生在早产儿和新生儿,因为他们的葡萄糖醛酸结合氯霉素的能力低,且肾脏功能发育尚未完善,因而排泄较少并造成氯霉素蓄积,进而干扰线粒体核糖体的功能,导致少食、呼吸抑制、心血管性虚脱、发绀(灰婴由此得名)和休克,40%的患儿在症状出现后2～3 d死亡。较大的儿童和成人在用药剂量过大或肝功能不全时也可发生。

3. 骨髓抑制　血红蛋白的合成有两个步骤在骨髓细胞的线粒体内进行。由于哺乳动物线粒体70S核糖体与细菌70S核糖体相似,高剂量的氯霉素也能抑制宿主线粒体蛋白质合成,最早表现在骨髓细胞线粒体铁螯合酶被抑制,使红细胞吸收铁的能力降低,进而抑制了血红蛋白的合成,使早幼及中幼红细胞内出现空泡,呈现明显贫血。也可伴有白细胞和血小板减少,有时为外周全血细胞减少,临床常见有血小板减少所致的出血倾向,少数可发展为粒细胞性白血病。此种毒性反应较为常见,儿童多于成人,具有显著剂量相关性,可在治疗过程中出现,停药2～3周后可自行恢复。

4. 其他　6-磷酸葡萄糖脱氢酶缺乏的患者则容易诱发溶血性贫血。可引起末梢神经炎、球后视神经炎、视力障碍、视神经萎缩及失明。也可引起失眠、幻视、幻听和中毒性精神病。偶见各种皮疹、药热、血管神经性水肿、接触性皮炎、结膜炎等。长期口服氯霉素可因抑制肠道菌群而使维生素K合成受阻,诱发出血倾向。还能引起二重感染。

【应用注意】

1. 开始治疗前应检查血常规(白细胞计数与分类及网织细胞计数),随后每48 h再查一次,治疗结束还要定期检查血常规,一旦出现异常,应立即停药。

2. **氯霉素**治疗时,对用口服降血糖药的糖尿病患者或服抗凝血药者,尤其是老年人,应分别检测血糖及凝血酶原时间,以防药效及毒性增强。

3. 对肝肾功能不良、6-磷酸葡萄糖脱氢酶缺陷者、婴儿、孕妇、乳妇应慎用。

4. 用药时间不宜过长,一般不超过 2 个月,能达到防止感染复发即可,避免重复疗程。

第三部分 人工合成抗菌药

一、喹诺酮类药物

喹诺酮类是人工合成的含 4 -喹诺酮基本结构,对细菌 DNA 螺旋酶具有选择性抑制作用的抗菌药物。目前发展迅速,临床广为使用。

(一)喹诺酮类药物概述

1. 简史 第一代萘啶酸是 1962 年用于临床的第一个喹诺酮类药,抗菌谱窄,口服吸收差,不良反应多,现已不用。第二代的代表药物吡哌酸(1974)抗菌活性强于萘啶酸,口服少量吸收,不良反应较萘啶酸少,可用于敏感菌的尿路感染与肠道感染。第三代自 1979 年合成诺氟沙星,随又合成一系列含氟的新喹诺酮类药,通称为氟喹诺酮类药。

2. 抗菌作用机制 喹诺酮类通过抑制 DNA 螺旋酶作用,阻碍 DNA 合成而导致细菌死亡。氟喹诺酮类药并不是直接与 DNA 螺旋酶结合,而是与 DNA 双链中非配对碱基结合,抑制 DNA 抑螺旋酶的 A 亚单位,使 DNA 超螺旋结构不能封口,这样 DNA 单链暴露,导致 mRNA 与蛋白合成失控,最后细菌死亡。

3. 细菌耐药机制 氟喹诺酮类药物广泛应用后,已出现细菌耐药性。耐药机制研究证实,主要是染色体突变,不存在质粒介导的耐药性。耐药机制有二:①细菌 DNA 螺旋酶的改变,与细菌高浓度耐药有关;②细菌细胞膜孔蛋白通道的改变或缺失与低浓度耐药有关。耐药菌株 DNA 螺旋酶的活性改变主要由于 gyrA 基因突变所致。

4. 氟喹诺酮类药物的药理学共同特性 ①抗菌谱广,尤其对革兰阴性杆菌包括铜绿假单胞菌在内有强大的杀菌作用,对金黄色葡萄球菌及产酶金黄色葡萄球菌也有良好抗菌作用;某些品种对结核杆菌、支原体、衣原体及厌氧菌也有作用。②细菌对本类药与其他抗菌药物间无交叉耐药性。③口服吸收良好,部分品种可静脉给药;体内分布广,组织体液浓度高,可达有效抑菌或杀菌水平;血浆半衰期相对较长,大多为 3 h 以上;血浆蛋白结合率低(14%～30%),多数经尿排泄,尿中浓度高。④适用于敏感病原菌所致的尿路感染、胃肠道感染、呼吸道感染、前列腺炎、淋病及革兰阴性杆菌所致各种感染,骨、关节、皮肤软组织感染。⑤不良反应少(5%～10%),大多轻微,常见的有恶心、呕吐、食欲减退、皮疹、头痛、眩晕,偶有抽搐等精神症状,停药可消退。

(二)各种喹诺酮类药特点

1. 吡哌酸 对革兰阴性菌的抗菌作用较萘啶酸强,对革兰阳性菌和部分铜绿假单胞菌有一定作用。口服 400 mg 后血药浓度达不到治疗效果,但尿中浓度高,可达 900 mg/L

以上,主要用于尿路和肠道感染。

2. 诺氟沙星 又名氟哌酸,是第一个氟喹诺酮类药,抗菌谱广,抗菌作用强,对革兰阳性和阴性菌包括铜绿假单胞菌均有良好抗菌活性,明显优于吡哌酸。口服吸收 35%~45%,但易受食物影响,空腹比饭后服药的血药浓度高 2~3 倍;血浆蛋白结合率为 14%,体内分布广,组织浓度高,$t_{1/2}$ 为 3~4 h。主要用于尿路及肠道感染。

3. 氧氟沙星 又名氟嗪酸,抗菌活性强,对革兰阳性菌(包括甲氧西林耐药金黄色葡萄球菌,即 MRSA)、革兰阴性菌包括铜绿假单胞菌均有较强作用;对肺炎支原体、奈瑟菌病、厌氧菌及结核杆菌也有一定活性。对感染小鼠的保护效果明显强于诺氟沙星、依诺沙星。口服吸收快而完全,血药浓度高而持久,$t_{1/2}$ 为 5~7 h;药物体内分布广,尤以痰中浓度较高,70%~90%药物经肾排泄,48 h 尿中药物浓度仍可达到对敏感菌的杀菌水平,胆汁中药物浓度约为血药浓度的 7 倍。

4. 左氧氟沙星(可乐必妥,利复星) 是氧氟沙星的左旋体,其抗菌作用与氧氟沙星相同,但强度为氧氟沙星的 2 倍。

5. 依诺沙星 又名氟啶酸,抗菌谱和抗菌活性和诺氟沙星相似,对厌氧菌作用较差。口服吸收好,不受食物影响,血药浓度介于诺氟沙星与氧氟沙星之间,口服后 50%~65%经肾排泄,$t_{1/2}$ 为 3.3~5.8 h。不良反应以消化道反应为主,偶有中枢神经系统毒性反应。

6. 培氟沙星 又名甲氟哌酸,抗菌谱与诺氟沙星相似,抗菌活性略逊于诺氟沙星,对军团菌及 MRSA 有效,对铜绿假单胞菌的作用不及环丙沙星。口服吸收好,生物利用度为 90%~100%。血药浓度高而持久,半衰期可达 10 h 以上;体内分布广泛,尚可通过炎症脑膜进入脑脊液。

7. 环丙沙星 又名环丙氟哌酸,抗菌谱广,体外抗菌活性是目前在临床应用喹诺酮类药中最强的,对耐药铜绿假单胞菌、MRSA、产青霉素酶淋球菌、产酶流感杆菌等均有良效,对肺炎军团菌及弯曲菌亦有效,一些对氨基糖苷类、第三代头孢菌素等耐药的革兰阴性和阳性菌对本品仍然敏感。口服后本品生物利用度为 38%~60%,血药浓度较低,静脉滴注可弥补此缺点。半衰期为 3.3~5.8 h,药物吸收后体内分布广泛。

8. 洛美沙星 抗菌谱广,体外抗菌作用与诺氟沙星、氧氟沙星、氟罗沙星相似,但比环丙沙星弱;体内抗菌活性比诺氟沙星、氧氟沙星强,但不及氟罗沙星。本品口服吸收好,生物利用度为 85%。血药浓度高而持久,半衰期约为 7 h,体内分布广,药物经肾排泄。

9. 氟罗沙星 又名多氟沙星,抗菌谱广,体外抗菌活性略逊于环丙沙星,但其体内抗菌活性强于现有各喹诺酮药。口服吸收好,生物利用度达 99%。口服同剂量(400 mg)后血药浓度比环丙沙星高 2~3 倍,半衰期为 9 h。体内分布广,药物经肾排泄,为给药量50%~60%。

（三）应用注意事项

1）动物实验中对幼年动物可引起软骨组织损害，故不宜用于妊娠期妇女和骨骼系统未发育完全的小儿。药物可分布于乳汁，哺乳妇女应用时应停止哺乳。

2）可引起中枢神经系统不良反应，不宜用于有中枢神经系统病史者，尤其是有癫痫病史的患者。

3）可抑制茶碱类、咖啡因和口服抗凝血药在肝中代谢，使上述药物浓度升高引起不良反应。产生上述相互作用最显著者为依诺沙星，其次为环丙沙星和培氟沙星，氧氟沙星无明显影响。因此应避免与有相互作用的药物合用，如有合用指征时，应对有关药物进行必要的监测。

4）与制酸药同时应用，可形成络合物而减少其自肠道吸收，宜避免合用。

5）肾功能减退者应用主要经肾排泄的药物如氧氟沙星和依诺沙星时应减量。

二、磺胺类药

磺胺类药物是叶酸合成抑制剂。早在 1930 年，就发现其可有效治疗溶血性链球菌感染而被用作临床治疗药。并在随后的一段时间内，特别是在一些发展中国家，由于价廉和对泌尿道、沙眼等病原体感染有疗效而一直被使用。然而，由于耐药菌株的出现、变态反应的发展和青霉素的问世，磺胺类药物的应用曾一度减少。直到 20 世纪 70 年代中期，由于磺胺类与甲氧苄啶（TMP）的协同作用被发现以及磺胺甲噁唑与甲氧苄啶复方制剂的面世，磺胺类药物又在临床重新受到重视。

【结构和分类】 磺胺类药是人工合成的氨苯磺胺衍生物。氨苯磺胺分子中的磺酰胺基上一个氢原子（R_1）被杂环取代可得到口服易吸收的、用于全身性感染的磺胺药如磺胺嘧啶、磺胺异噁唑、磺胺甲噁唑等；如将氨苯磺胺分子中的对位氨基上一个氢原子（R_2）取代则可得到口服难吸收的、用于肠道感染的磺胺药如柳氮磺吡啶等。此外，还有外用磺胺药如磺胺嘧啶银等。

【药理学特点】

1）抗菌谱广，对金黄色葡萄球菌、溶血性链球菌、脑膜炎球菌、志贺菌属、大肠埃希菌、伤寒杆菌、产气杆菌及变形杆菌等均有良好抗菌活性，此外对少数真菌、衣原体、原虫（疟原虫和弓形体）也有效。

2）细菌对各种磺胺药间有交叉耐药性。

3）磺胺药中有可供局部应用的、肠道不易吸收的及口服易吸收的，后者吸收完全，血药浓度高，组织分布广。

4）磺胺嘧啶、磺胺甲噁唑脑膜通透性好，脑脊液内药物浓度高。

5）主要经肝代谢灭活，形成乙酰化物后溶解度低，易引起血尿、结晶尿及肾脏损害。

6) 不良反应较多,常见有恶心、呕吐、皮疹、发热、溶血性贫血、粒细胞减少、肝脏损害、肾损害等。

【作用机制】 磺胺药是抑菌药,它通过干扰细菌的叶酸代谢而抑制细菌的生长繁殖。与人和哺乳动物细胞不同,对磺胺药敏感的细菌不能直接利用周围环境中的叶酸,只能利用对氨苯甲酸(PABA)和二氢蝶啶,在细菌体内经二氢叶酸合成酶的催化合成二氢叶酸,再经二氢叶酸还原酶的作用形成四氢叶酸。四氢叶酸的活化型是一碳单位的传递体,在嘌呤和嘧啶核苷酸形成过程中起着重要的传递作用。磺胺药的结构和对氨苯甲酸相似,因而可与对氨苯甲酸竞争二氢叶酸合成酶,阻碍二氢叶酸的合成,从而影响核酸的生成,抑制细菌生长繁殖。

【各种磺胺药特点】

1. 用于全身性感染的磺胺药 口服易吸收的磺胺药可用于治疗全身感染,根据血浆 $t_{1/2}$ 长短将药物分为 3 类:短效类(<10 h)、中效类(10～24 h)和长效类(>24 h)。短效和中效磺胺药抗菌力强,血中或其他体液中浓度高,临床最为常用;长效磺胺药抗菌力弱,血药浓度低,且变态反应多见,许多国家已淘汰不用。

(1) 磺胺异噁唑(SIZ) 又名菌得清,是短效磺胺药,血浆 $t_{1/2}$ 为 5～7 h,乙酰化率较低。尿中浓度最高,可达 1 000～2 000 mg/L,适用于治疗尿路感染。在尿中不易析出结晶。每日需服药 4 次,消化道反应多见。

(2) 磺胺嘧啶(SD) 为中效磺胺药,口服易吸收,给药后 3～4 h,血药浓度达峰值,血浆 $t_{1/2}$ 为 10～13 h。抗菌力强,血浆蛋白结合率最低(约 25%);易透过血脑屏障,脑脊液浓度可达血浆浓度的 40%～80%。是治疗流行性脑脊髓膜炎的首选药物,也适用于治疗尿路感染。但在尿中易析出结晶,需注意对肾的损害。

(3) 磺胺甲噁唑(磺胺甲基异噁唑,SMZ) 又名新诺明,是中效磺胺药,血浆 $t_{1/2}$ 为 10～12 h。抗菌作用与磺胺异噁唑相似。血浆蛋白结合率较高(60%～80%),脑脊液浓度不及磺胺嘧啶,尿中浓度虽低于磺胺异噁唑但与磺胺嘧啶接近,故也适用于治疗尿路感染。在酸性尿液中可析出结晶而损害肾,故需注意碱化尿液。

(4) 磺胺甲氧嘧啶(SMD) 是长效磺胺药,血浆 $t_{1/2}$ 为 30～40 h。抗菌力较弱。在体内维持时间较长,可每日服药一次。乙酰化率低,尿中溶解度高,不易析出结晶。

(5) 磺胺多辛(SDM) 又名周效磺胺,是长效磺胺药,血浆 $t_{1/2}$ 为 150～200 h。在体内维持时间最长,可 3～7 d 服药一次。抗菌力较弱,适用于轻症感染及预防链球菌感染,对疟疾等也有效。

2. 用于肠道感染的磺胺药 柳氮磺吡啶,口服吸收较少,对结缔组织有特殊的亲和力并从肠壁结缔组织中释放出磺胺吡啶而起抗菌、抗炎和免疫抑制作用。适用于治疗非特异性结肠炎,长期服用可防止发作。由于疗程长,易发生恶心、呕吐、皮疹及药热等反应。

3. 外用磺胺药

(1) 磺胺嘧啶银 既具有磺胺嘧啶和硝酸银的抗菌谱,又增强了对铜绿假单胞菌的抗菌活性,显著强于磺胺米隆,并有收敛、促进创面干燥、结痂及愈合作用。适用于预防烧伤创面感染。

（2）磺胺米隆（SML） 又名甲磺灭脓,是对位氨甲基磺胺药物,其抗菌作用不受脓液和坏死组织的影响。对铜绿假单胞菌、金黄色葡萄球菌及破伤风杆菌有效。能迅速渗入创面及焦痂中,并能促进创面上皮生长愈合及提高植皮成活率。适用于烧伤和大面积创伤后感染。

（3）磺胺醋酰（SA） 其钠盐水溶液（15%～30%）接近中性,局部应用几乎无刺激性,穿透力强。用于治疗沙眼、结膜炎和角膜炎等。

三、其他合成抗菌药

（一）甲氧苄啶

甲氧苄啶（甲氧苄氨嘧啶,TMP）又名磺胺增效剂,抗菌谱和磺胺药相似,但抗菌作用较强,对多种革兰阳性和阴性细菌有效。最低抑菌浓度常低于 10 mg/L。单用易引起细菌耐药性。

甲氧苄啶的抗菌作用机制是抑制细菌二氢叶酸还原酶,使二氢叶酸不能还原成四氢叶酸,阻止细菌核酸的合成。因此,它与磺胺药合用可使细菌的叶酸代谢遭到双重阻断,增强磺胺药的抗菌作用达数倍至数十倍,甚至出现杀菌作用,而且可减少耐药菌株的产生,对磺胺药已耐药的菌株也可被抑制。甲氧苄啶还可增强多种抗生素（如四环素、庆大霉素等）的抗菌作用。口服吸收迅速而完全,血浆浓度高峰常在服药后 1～2 h 达到。迅速分布全身组织及体液、肺、肾和痰液中。大部分以原形由肾排泄,尿中浓度约高出血浆浓度 100 倍,血浆 $t_{1/2}$ 约为 10 h,与磺胺甲噁唑相近。

甲氧苄啶常与磺胺甲噁唑或磺胺嘧啶合用,治疗呼吸道感染、尿路感染、肠道感染和脑膜炎、败血症等。对伤寒、副伤寒疗效不低于氨苄西林,也可与长效磺胺药合用于耐药恶性疟的防治。甲氧苄啶毒性较小,不致引起叶酸缺乏症。大剂量（＞0.5 g/d）长期用药可致轻度可逆性血象变化如白细胞减少、巨幼红细胞性贫血,必要时可注射四氢叶酸治疗。

（二）硝基呋喃类药

本类药物抗菌谱广,且不易产生耐药性,对多种细菌的抑菌浓度为 5～10 mg/L,主要用于治疗尿路感染。

呋喃妥因又名呋喃坦啶,对大肠埃希菌、金黄色葡萄球菌、表面葡萄球菌、腐生葡萄球菌和肠球菌属均具抗菌作用。口服吸收迅速而完全。在体内约 50% 很快被组织破坏,其余以原形迅速自肾排出。血浆 $t_{1/2}$ 约为 20 min。血药浓度很低,不适用于全身感染的治疗,但尿中浓度高,一般剂量下可达 50～250 mg/L 以上。主要用于敏感菌所致的急性肾炎、肾盂肾炎、膀胱炎、前列腺炎、尿道炎等尿路感染。酸化尿液可增强其抗菌活性。消化道反应较常见。剂量过大或肾功能不全者可引起严重的周围神经炎。偶见变态反应。

第四部分 抗真菌药

真菌感染可分为浅部和深部感染两类。前者常由各种癣菌引起,主要侵犯皮肤、毛发、指(趾)甲等,发病率高,治疗药物有灰黄霉素、制霉菌素或局部应用的咪康唑和克霉唑。深部感染常由白色念珠菌和新型隐球菌引起,主要侵犯内脏器官和深部组织,发病率虽低,但危害性大,常可危及生命,治疗药物有两性霉素 B 及咪唑类抗真菌药等。

一、灰黄霉素

灰黄霉素为抗浅表真菌抗生素。

【抗菌作用与机制】 所有皮肤真菌包括小孢子癣菌、毛癣菌、表皮癣菌等均对本药敏感,但对深部真菌和细菌无效。其化学结构类似鸟嘌呤,故能竞争性抑制鸟嘌呤进入 DNA 分子中,从而干扰真菌 DNA 合成;本药还能在真菌细胞减数分裂时,通过干扰微管蛋白聚合形成纺锤体,抑制其生长。

【体内过程】 本药口服后吸收少,如制成微粒型或脂肪餐后可促进药物的吸收。进入体内,药物可分布至全身,以脂肪、皮肤、毛发等组织含量较高,能沉积在皮肤角质层和新生的毛发、指(趾)甲角质部分。大部分在肝代谢为 6-去甲基灰黄霉素而灭活。灰黄霉素血浆 $t_{1/2}$ 约为 24 h。

【临床应用】 主要用于治疗上述皮肤真菌所致的头癣、体癣、股癣、甲癣等。但复发、再感染多见。治疗甲癣时需不断刮除病甲以去除病灶并刺激新甲生长。

【不良反应与注意事项】 常见有头痛、恶心、腹泻、皮疹,也可有周围神经炎、共济失调、昏睡、眩晕、晕厥、视觉模糊等神经系统反应;可有白细胞减少、单核细胞增多等血象改变。动物实验证实本药有致畸作用。

巴比妥类药可减少灰黄霉素从胃肠道吸收,减弱其药效;而灰黄霉素诱导肝药酶,可促进抗凝药代谢,使后者的作用降低,也可降低口服避孕药的效应。

二、两性霉素 B

两性霉素 B 是多烯类抗深部真菌药。

【抗菌作用】 对多种深部真菌如新型隐球菌、白色念珠菌、皮炎芽生菌及组织胞质菌等,有强大抑制作用,高浓度有杀菌作用。它能选择性地与真菌细胞膜的麦角固醇相结合形成孔道,从而增加膜的通透性,导致细胞内重要物质外漏而致死。细菌的细胞膜不含固醇类物质,故本品对细菌无效。

【体内过程】 口服、肌内注射均难吸收,一次静脉滴注,有效浓度可维持 24 h 以上。两性霉素 B 不易透过血脑屏障,体内消除缓慢,每日有 2%～5% 以原形从尿排出,停药 2 周后仍可从尿中检出。血浆 $t_{1/2}$ 约为 24 h。

【临床应用】 主要用于治疗全身性深部真菌感染,为首选药。治疗真菌性脑膜炎时,需加用小剂量鞘内注射,其疗效良好。

【不良反应】 静脉滴注不良反应较多,最常见的是静脉滴注开始或滴注后数小时可发生寒战、高热、头痛、恶心和呕吐。其肾毒性呈剂量依赖性,约 80% 患者发生氮质血症,与氨基糖苷类、环孢素合用肾毒性增加。应用时应注意:①静脉滴注液应新鲜配制,滴注前常需给患者服用解热镇痛药和抗组胺药,滴注液中加生理量的氢化可的松或地塞米松可以减轻反应;②定期作血钾、血常规、尿常规、肝肾功能和心电图检查。

三、制霉菌素

制霉菌素也属多烯抗真菌药,其体内过程和抗菌作用与两性霉素 B 基本相同,但毒性更大,不作注射用。口服用于防治消化道念珠菌病,局部用药对口腔、皮肤、阴道念珠菌病有效。较大剂量口服可致恶心、呕吐、腹泻。局部用药刺激性小,个别阴道用药可见白带增多。

四、咪唑类抗真菌药

咪唑类为合成的抗真菌药。抗菌作用与两性霉素 B 相似,它能选择性抑制真菌细胞色素 P450 依赖性的 14-α-去甲基酶,使 14-α-甲基固醇蓄积,细胞膜麦角固醇不能合成,使细胞膜通透性改变,导致胞内重要物质丢失而使真菌死亡。本类药物在肝脏代谢,主要经胆汁排出,在肾功能不全时不需改变剂量。主要毒性为贫血、胃肠道反应、皮疹等。

克 霉 唑

克霉唑对大多数真菌具有抗菌作用,对深部真菌作用不及两性霉素 B。口服吸收差,一次服 3 g 的血药峰浓度仅为 1.29 mg/L,$t_{1/2}$ 为 3.5～5.5 h。连续给药由于肝药酶诱导作用可使血药浓度降低。不良反应多见,目前仅局部用于治疗浅部真菌病或皮肤、黏膜的念珠菌感染。

咪 康 唑

咪康唑的抗菌谱和抗菌力与克霉唑基本相同。口服吸收差,生物利用度为 25%～30%,且不易透过血脑屏障,$t_{1/2}$ 约为 24 h。静脉给药用于治疗多种深部真菌病。在两性霉素 B 不能耐受时,作为替代药。局部用药治疗皮肤、黏膜真菌感染,疗效优于克霉唑和制霉菌素。静脉给药可致血栓静脉炎,此外,还有恶心、呕吐、变态反应等。临床应用的具体剂量应随病原真菌而异。

酮 康 唑

酮康唑为广谱抗真菌药,对念珠菌和表浅癣菌有强大抗菌力。口服易吸收,血浆蛋白结合率达 80% 以上,不易透过血脑屏障,血浆 $t_{1/2}$ 为 7～8 h。口服治疗多种浅部真菌病的疗效至少相当于或优于灰黄霉素、两性霉素 B 和咪康唑。酮康唑在酸性溶液中溶解吸收,因此不能与抗酸药、胆碱受体阻断药及 H_2 受体阻断药同服,必要时至少相隔 2 h。老年人胃酸缺乏,应将药片溶于 4 ml 的稀盐酸中服下。不良反应有胃肠道反应、血清转氨酶升高,偶有严重肝毒性及变态反应等。

氟 康 唑

氟康唑(大扶康)为广谱抗真菌药,抗菌谱与酮康唑相近似,体外抗真菌作用不及酮康唑,但其体内抗真菌作用比酮康唑强 10～20 倍。口服吸收后,生物利用度达 90%,口服 150 mg 于 1.5～2.0 h 达峰浓度 3.8 mg/L,血浆蛋白结合率低,体内分布广,可渗入脑脊液。体内代谢甚少,约 63% 以原形由尿排出,血浆 $t_{1/2}$ 约为 30 h。本品可供口服及注射用。主要用于念珠菌病与隐球菌病。不良反应在本类药中最低,有轻度消化系统反应、变态反应、头痛、头晕、失眠。

五、氟胞嘧啶

氟胞嘧啶抗菌谱窄,只对隐球菌、念珠菌和拟酵母菌等具有较高的抗菌活性,对着色真菌、少数曲菌有一定抗菌活性,对其他真菌和细菌作用均差。本品为抑菌剂,高浓度时具有杀菌作用,作用机制为药物通过真菌细胞的渗透系统进入细胞内,转换为氟尿嘧啶,替代尿嘧啶进入真菌的 DNA 中,从而阻断核酸合成。本品口服吸收良好,3～4 h 血药浓度达峰值,血中 $t_{1/2}$ 为 8～12 h,可透过血脑屏障。临床上用于念珠菌和隐球菌感染,单用效果不如两性霉素 B,且易产生耐药性,与两性霉素 B 合用本品进入真菌细胞增多,发挥协同作用。不良反应有胃肠道反应,一过性转氨酶升高,碱性磷酸酶升高,白细胞、血小板减少。

第五部分 抗 病 毒 药

病毒寄生于宿主细胞内,依赖宿主细胞代谢系统进行增殖复制。在病毒基因提供的遗传信息调控下合成病毒核酸和蛋白质,然后在胞质内装配为成熟的感染性病毒体,以各种方式自细胞释出而感染其他细胞。抗病毒感染的途径很多,如直接抑制或杀灭病毒、干扰病毒吸附、阻止病毒穿入细胞、抑制病毒生物合成、抑制病毒释放或增强宿主抗病毒能力等。常用抗病毒药有以下几种。

金 刚 烷 胺

金刚烷胺能特异性地抑制甲型流感病毒,干扰 RNA 病毒穿入宿主细胞,它还能抑制病毒脱壳及核酸的释放,可用于甲型流感的防治,但对乙型流感病毒、麻疹病毒、腮腺炎病毒和单纯疱疹病毒(HSV)无效。它还能抗震颤麻痹。口服易吸收,在体内不被代谢,约90%以原形自尿排出,血浆 $t_{1/2}$ 为 12～17 h。不良反应有厌食、恶心、头痛、眩晕、失眠、共济失调等。

碘 苷

碘苷(疱疹净)竞争性抑制胸苷酸合成酶,使 DNA 合成受阻,故能抑制 DNA 病毒,如单纯疱疹病毒和牛痘病毒的生长,对 RNA 病毒无效。本品全身应用毒性大,临床仅限于局部用药,用以治疗眼部或皮肤疱疹病毒和牛痘病毒的感染,对急性上皮型疱疹性角膜炎疗效最好,对慢性溃疡性实质层疱疹性角膜炎疗效很差,对疱疹性角膜虹膜炎无效。局部反应有痛、痒、结膜炎和水肿等。

阿 昔 洛 韦

阿昔洛韦(无环鸟苷)是核苷类抗 DNA 病毒药。抗疱疹病毒作用比碘苷强 10 倍,比阿糖腺苷强 160 倍。对乙型肝炎病毒也有一定作用。对牛痘病毒和 RNA 病毒无效。阿昔洛韦在感染细胞内经病毒胸苷激酶和细胞激酶催化,生成三磷酸无环鸟苷,抑制病毒 DNA 多聚酶。口服吸收差,生物利用度为 15%～30%,血浆 $t_{1/2}$ 约为 3 h。血浆蛋白结合率很低,易透过生物膜。药物部分经肝代谢,主要以原形自肾排出。本品适用于单纯疱疹病毒所致的各种感染,带状疱疹、EB 病毒感染,艾滋病患者并发水痘、带状疱疹等,局部滴眼治疗单纯性疱疹性角膜炎或用霜剂治疗带状疱疹等疗效均佳,不良反应较少。

阿 糖 腺 苷

阿糖腺苷(Vra－A)为核苷类抗 DNA 病毒药,能抑制 DNA 复制,对疱疹病毒与痘病毒均有作用。静脉滴注 $t_{1/2}$ 为 3～4 h,脑脊液中药物浓度约为血药浓度的 35%,主要经肾排出。临床用于治疗单纯疱疹病毒脑炎、角膜炎、新生儿单纯疱疹、艾滋病患者合并带状疱疹等。静脉滴注可出现消化道反应及血栓静脉炎。偶见血清转氨酶升高。

利 巴 韦 林

利巴韦林(病毒唑)为核苷、次黄嘌呤核苷类似物,能抑制病毒核酸的合成,具广谱抗病毒性能,对 RNA 和 DNA 病毒均有抑制作用。对甲型流感病毒、乙型流感病毒、腺病毒肺炎及甲型肝炎、疱疹、麻疹等均有防治作用。口服吸收良好,1～1.5 h 后血药浓度达到峰值,$t_{1/2}$ 为 20 h,主要由肾脏排出。

第六部分　抗结核病药

　　20 世纪 30 年代以前,结核病的治疗主要靠休息以及营养丰富的饮食来提高人体自身的抵抗力,但对结核分枝杆菌没有杀伤作用,只有大约 25％的患者可以治愈。30～50 年代,在以上疗养方法的基础上用物理的方法压缩肺组织促进病灶愈合,治愈率可达到 40％左右。1944 年,Schatz 等发现链霉素对结核分枝杆菌有效,Feldman 等于 1945 年成功地将其用于临床。50 年代由于异烟肼等大量抗结核化疗药物的出现,从而开创了结核病化学治疗的新时代。特别是 70 年代利福平的临床使用,使结核病的治疗以短程化疗取代了传统的"长化治疗"。从 80 年代开始,结核病的治疗进入以异烟肼和利福平为主的短程化疗时代。目前,结核病的治愈高达 90％,甚至 100％,复发率＜3％。

异　烟　肼

　　异烟肼(INH,雷米封)性质稳定,易溶于水。具有疗效高、毒性小、口服方便、价廉等优点。

　　【抗菌作用】　异烟肼对结核杆菌有高度选择性,抗菌力强,在试管中 0.025～0.05 mg/L 的浓度即可抑菌,较高浓度对繁殖期细菌有杀菌作用。单用时结核杆菌易产生耐药性,但与其他抗结核药无交叉耐药性,如与其他抗结核药联用,则能延缓耐药性的发生并增强疗效。抗菌机制可能是抑制分枝菌酸的合成,使细菌丧失耐酸性、疏水性和增殖力而死亡。分枝菌酸是结核杆菌细胞所特有的重要成分,因此异烟肼对其他细菌无作用。

　　【体内过程】　口服吸收快而完全,1～2 h 后血药浓度达高峰,吸收后广泛分布于全身体液和组织中。脑膜炎时,脑脊液中的浓度可与血浆浓度相近。穿透力强,可渗入关节腔、胸腔积液、腹腔积液以及纤维化或干酪化的结核病灶中,也易透入细胞内,作用于已被吞噬的结核杆菌。异烟肼大部分在肝中被代谢为乙酰异烟肼、异烟酸等,最后与少量原形药一起由肾排出。异烟肼乙酰化的速度有明显的人种和个体差异,分为快代谢型和慢代谢型,前者尿中乙酰化异烟肼较多,后者尿中游离异烟肼较多。慢代谢型者肝中缺少乙酰化酶,服药后异烟肼血药浓度较高,$t_{1/2}$ 延长,显效较快。快和慢代谢型的 $t_{1/2}$ 分别为 0.5～1.5 h 和 2～3 h。

　　【临床应用】　适用于各种类型的结核病,除早期轻症肺结核或预防应用外,均宜与其他第一线药联合应用。对急性粟粒性结核和结核性脑膜炎应增大剂量,必要时采用静脉滴注。

　　【不良反应】　发生率约为 5.4％,与剂量有关,治疗量时不良反应少而轻。最常见的为皮疹、发热、黄疸以及外周神经炎。外围神经炎多见于营养不良及慢乙酰化型患者,表现为手和脚震颤、麻木,同服维生素 B_6 可治疗及预防此反应。中枢神经系统毒性反应常因用药过量所致,出现昏迷、惊厥、神经错乱,偶见有中毒性脑病或中毒性精神病。因而有癫痫、嗜酒、精神病史者慎用。其发生可能与维生素 B_6 的利用降低有关,因此时抑制性递质 GABA 生成减少。肝毒性以 35 岁以上及快代谢型患者较多见,可有暂时性转氨酶值升高。用药时应定期检查肝功能,肝病患者慎用。

利 福 平

利福平(RFP,利米定,力复平)是人工半合成的力复霉素类衍生物,为砖红色结晶性粉末。具有高效低毒、口服方便等优点。

【抗菌作用】 利福平有广谱抗菌作用,对结核杆菌、麻风杆菌和革兰阳性球菌特别是耐药性金黄色葡萄球菌都有很强的抗菌作用,对革兰阴性菌、某些病毒和沙眼衣原体也有抑制作用。对结核杆菌的最低抑菌浓度平均为 0.018 mg/L,口服治疗量后血药浓度为此浓度的 100 倍,故可发挥杀菌作用。抗结核作用与异烟肼相近,较链霉素强。结核杆菌对利福平易产生耐药性,故不宜单用。与异烟肼、乙胺丁醇等合用有协同作用,并能延缓耐药性的产生。利福平的抗菌机制是特异性地抑制细菌依赖于 DNA 的 RNA 多聚酶,阻碍mRNA 合成,对动物细胞的 RNA 多聚酶则无影响。

【体内过程】 口服吸收迅速而完全,1～2 h 血药浓度达峰值,但个体差异很大。食物可减少其吸收,故应空腹服药。$t_{1/2}$ 约为 4 h,有效血药浓度可维持 8～12 h。吸收后分布于全身各组织,穿透力强,能进入细胞、结核空洞、痰液及胎儿体内。脑膜炎时,脑脊液中浓度可达血药浓度的 20%。主要在肝内代谢成去乙酰基利福平,其抑菌作用为利福平的1/8～1/10。重复口服利福平可诱导肝药酶,加快自身及其他药物的代谢。主要从胆汁排泄,形成肝肠循环,约 60% 经粪与尿排泄,使者的尿、粪、泪液、痰等均可染成橘红色。

【临床应用】 主要与其他抗结核病药合用,治疗各种结核病及重症患者。对耐药性金黄色葡萄球菌及其他细菌所致的感染也有效。还用于治疗麻风病。

【不良反应】 较常见的为胃肠道刺激症状,少数患者可见肝脏损害而出现黄疸,有肝病或与异烟肼合用时较易发生。变态反应如皮疹、药热、血小板和白细胞减少等多见于间歇疗法。出现变态反应时应停药。利福平可激活肝微粒体酶,加速皮质激素和雌激素等的代谢,因而它能降低肾上腺皮质激素、口服避孕药、双香豆素和甲苯磺丁脲等的作用。对动物有致畸胎作用,妊娠早期的妇女和肝功能不良者慎用。

乙 胺 丁 醇

乙胺丁醇现作为一线药应用。

【抗菌作用】 乙胺丁醇过去被列为抑菌药,近年发现其对细胞内、外结核杆菌有较强杀菌作用。对链霉素或异烟肼等有耐药性的结核杆菌,本药仍有效。主要与利福平或异烟肼等合用。单用也可产生耐药性,但较缓慢。抗菌机制可能是与二价金属离子如 Mg^{2+}结合,干扰菌体 RNA 的合成。

【体内过程】 口服吸收良好,迅速分布于组织与体液,2 h 血药浓度达峰值,$t_{1/2}$ 为8 h,排泄缓慢,24 h 内由尿排出口服量的 50%,肾功能不全时可引起蓄积中毒,宜禁用。

【不良反应】 视神经炎是最重要的毒性反应,多发生在服药后 2～6 个月,表现为视力下降、视野缩小,出现中央及周围盲点。反应发生率与剂量、疗程有关,早日发现并及时停药,数周至数月可自行消失。此外,还有胃肠道不适、恶心、呕吐及肝功能损害等。

链 霉 素

为最早用于抗结核病的药物,单用毒性较大且易产生耐药性,但与其他药物合用可减低用量而使毒性反应发生率降低,并且减低耐药性的发生。现仍作为一线药应用。

大多数类型的结核分枝杆菌对链霉素敏感,为抑菌药。主要用于治疗各种严重的或危及生命的结核分枝杆菌感染,特别是结核性脑膜炎、粟粒性结核和重要器官的结核杆菌感染。

吡 嗪 酰 胺

吡嗪酰胺口服迅速吸收,分布于各组织与体液中,2 h 血药浓度达峰值,$t_{1/2}$ 为 6 h,经肝代谢为吡嗪酸,约 70% 经尿排泄。酸性环境中抗菌作用增强,故能在细胞内有效杀灭结核杆菌。结核杆菌对吡嗪酰胺易产生耐药性,但与其他抗结核药无交叉耐药。已被列为抗结核病的基本药在短程化疗中应用。过去高剂量、长疗程应用常见肝毒性与关节痛等不良反应,现用低剂量、短程疗法,不良反应已明显减少。

利福喷汀和利福定

利福喷汀和利福定均为利福霉素衍生物,抗菌谱与利福平相同,抗菌效力分别比利福平强 8 倍和 3 倍以上,与其他抗结核药,如异烟肼、乙胺丁醇等有协同抗菌作用。此外,对革兰阳性和阴性菌也有强大的抗菌活性。利福喷汀(微晶)和利福定的 $t_{1/2}$ 分别为30 h和5 h。利福定的治疗剂量为利福平的 1/2～1/3,利福喷汀剂量与利福平相同,每周用药1～2次。

对氨水杨酸

对氨水杨酸(PAS)主要使用其钠盐和钙盐。口服吸收快而完全,分布于全身组织、体液及干酪样病灶中,但不易透入脑脊液及细胞内。对结核杆菌只有抑菌作用,引起耐药性缓慢。与其他抗结核病药合用,可以延缓耐药性的发生。最常见的不良反应为恶心、呕吐、厌食、腹痛及腹泻,饭后服药或加服抗酸药可以减轻反应。

模块三　呼吸系统概论

第一部分　呼吸系统解剖生理

呼吸系统是机体和外界进行气体交换的重要系统,由呼吸道和肺组成(图 3-1)。呼吸道包括鼻腔、咽、喉、气管和支气管,临床上将鼻腔、咽、喉称为上呼吸道,气管和支气管称为下呼吸道。肺主要由支气管反复分支及其末端形成的肺泡共同构成。机体通过呼吸系统吸入空气中的氧气,透过肺泡进入毛细血管,借助于血液循环,输送到全身各个器官组织,供给各器官氧化过程的需要,同时各器官组织产生的代谢产物 CO_2 再经过血液循环运送至肺,然后经呼吸道呼出体外。

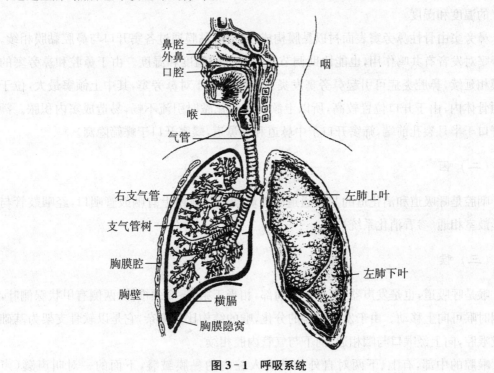

图 3-1　呼吸系统

一、呼吸道

(一) 鼻

鼻是呼吸道的起始部分,能净化吸入的空气并调节其温度和湿度,也是嗅觉器官,还可辅助发音。鼻包括外鼻、鼻腔和鼻旁窦三部分。

外鼻是指突出于面部的部分,上端为鼻根,下端为鼻尖,中央称鼻背,鼻尖两侧向外方膨隆的部分叫鼻翼。鼻腔由鼻中隔分为左、右两腔,每侧鼻腔可分为鼻前庭和固有鼻腔两个部分。鼻前庭是指由鼻翼所围成的扩大的空间,生有鼻毛,有滞留吸入尘埃的作用。固有鼻腔是指鼻前庭以后的部分。

每侧鼻腔有上、下、内、外4个壁,上壁较狭窄,与颅前窝相邻;下壁即口腔顶,由硬腭构成;内侧壁为鼻中隔,多偏向一侧,以偏向左侧者多见,在鼻中隔前下部的黏膜内有丰富的血管吻合丛,约90%的鼻出血(鼻衄)发生于此,临床上叫易出血区;外侧壁上有3个突出的鼻甲,由上而下依次为上鼻甲、中鼻甲和下鼻甲,各鼻甲下方的间隙分别为上鼻道、中鼻道和下鼻道。上鼻甲的后上方的凹窝称为蝶筛隐窝。在中、上鼻道和蝶筛隐窝有鼻旁窦开口,下鼻道有鼻泪管开口。

固有鼻腔黏膜按其性质可分为嗅部和呼吸部。嗅部黏膜覆于上鼻甲以上及其相对的鼻中隔部分,呈淡黄色或苍白色,内含嗅细胞,能感受气味的刺激。其余部分覆以粉红色的呼吸部黏膜,黏膜内含丰富的毛细血管和黏液腺,上皮有纤毛,可净化空气并提高吸入空气的温度和湿度。

鼻旁窦由骨性鼻旁窦表面衬以黏膜构成,鼻旁窦黏膜通过各窦开口与鼻腔黏膜相续。鼻旁窦对发音有共鸣作用,也能协助调节吸入空气的温度和湿度。由于鼻腔和鼻旁窦的黏膜相延续,鼻腔炎症可引起鼻旁窦发炎。人体共有4对鼻旁窦,其中上颌窦最大,位于上颌骨体内,由于开口位置较高,所以上颌窦发炎化脓时引流不畅,易造成窦内积脓。额窦开口于半月裂孔前端,筛窦开口于中鼻道和上鼻道,蝶窦开口于蝶筛隐窝。

(二)咽

咽腔是呼吸道和消化道的共同通道。在鼻咽部的侧壁上有咽鼓管咽口,经咽鼓管与中耳鼓室相通(参看消化系统)。

(三)喉

喉是呼吸道,也是发声器官,位于颈前部,相当于第4～6颈椎体,两侧有甲状腺侧叶,吞咽时喉可向上移动。由于发声功能的分化,喉的结构比较复杂,它是以软骨支架为基础围成喉腔,向上经喉口与咽相通,向下与气管内腔相续。

喉腔的中部,有上、下两对自外侧壁突入腔内的黏膜皱襞,下面的一对叫声襞(声带),两侧声襞之间的窄隙叫声门裂。当两侧声襞并拢,由于气流冲击引起声襞振动而发声。

(四)气管和支气管

气管和支气管均以软骨、肌肉、结缔组织和黏膜构成。气管上端平第6颈椎体,下缘与喉相连,向下至胸骨角平面分为左、右支气管为止,成人全长为 10～13 cm,含 15～20 个软骨环(图 3 - 2)。

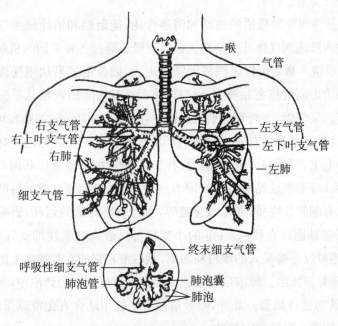

图 3 - 2　气管及支气管在肺的主要分支

每个软骨环为"C"字形,缺口向后,各软骨环以韧带连接起来,环后方缺口处由平滑肌和致密结缔组织连接,保持了持续张开状态。根据行程,气管可分为颈、胸两段,颈段较浅表,在胸骨颈静脉切迹上方可以摸到。胸段分叉处称作气管叉。左、右支气管从气管叉分出后,斜向下外方进入肺门。两支气管之间的夹角为 65°～85°。左支气管细而长,比较倾斜;右支气管短而粗,较为陡直,因而异物易落入右支气管。气管和支气管管腔内均衬以黏膜,表面覆盖纤毛上皮。其黏膜分泌的黏液可黏附吸入空气中的灰尘颗粒,纤毛可不断向咽部摆动帮助黏液与灰尘排出,以净化吸入的气体。

(五) 呼吸道的功能

呼吸道包括鼻、咽、喉和气管、支气管及其在肺内的分支。随着呼吸道的不断分支,其结构和功能均发生一系列变化,气道数目增多,口径减小,总横断面积增大,管壁变薄,这些变化有重要的生理意义。呼吸道具有对吸入气体进行加温、湿润、过滤、清洁作用和防御反射等保护功能。

1. 加温、湿润作用　主要在鼻和咽部完成,而气管和支气管的作用较小。一般情况下,外界空气的温度和湿度都较肺内为低。由于鼻、咽黏膜有丰富的血流,并有黏液腺分泌黏液,所以吸入气在到达气管时已被加温和被水蒸气饱和,变为温暖而湿润的气体进入肺泡;如果外界气温高于体温,则通过呼吸道血流的作用也可以使吸入气的温度下降到体温水平。呼吸道的这种空气调节功能对肺组织有重要的保护作用。而经气管插管呼吸患者即失去了呼吸道的这种空气调节功能,可使呼吸道上皮、纤毛及腺体等受到损伤,因此应给予湿润的空气为宜。

2. 过滤、清洁作用 呼吸道的过滤和清洁作用,能阻挡和清除随空气进入呼吸道的颗粒、异物,使进入肺泡的气体几乎清洁无菌。呼吸道通过各种不同的机制防止异物到达肺:其一是上呼吸道。鼻毛可以阻挡较大颗粒进入,而鼻甲的形状则使许多颗粒直接撞击在黏膜上或因重力而沉积在黏膜上。这样,直径$>10~\mu m$的颗粒几乎完全从鼻腔空气中被清除掉。其二是气管、支气管和细支气管。直径在$2\sim10~\mu m$的颗粒可通过鼻腔而进入下呼吸道,在这里管壁黏膜有分泌黏液的杯状细胞和纤毛上皮细胞。杯状细胞所分泌的黏液覆盖在纤毛上,纤毛有力地、协调地、有节奏地摆动,将黏液层和附着于其上的颗粒向喉咽方向移动。纤毛推动黏液层及所附着的颗粒到达咽部后,或被吞咽或被咳出。但吸入气干燥或含有刺激性物质,如二氧化硫等,可以损害纤毛的运动,影响呼吸道的防御功能。其三是巨噬细胞。直径$<2~\mu m$的小颗粒可以进入呼吸性细支气管、肺泡管和肺泡,此时巨噬细胞可以吞噬吸入的颗粒和细菌,然后带着它的吞噬物向上游走到细支气管壁上的黏液层,随黏液排出。肺泡巨噬细胞生活在氧分压较高的肺泡中,当通气量减少或氧分压降低时,其功能将减退。此外,呼吸道的分泌物中还含有免疫球蛋白和其他物质,有助于防止感染和维持黏膜的完整性。

3. 防御反射作用 呼吸道受到机械或化学刺激时,可以引起防御反射,如咳嗽。

二、肺

(一)肺的形态和分叶

肺位于胸腔内,纵隔两侧。肺内含有空气,呈海绵状,质地柔软。肺的颜色随年龄、职业的不同而不同,小儿呈淡红色,成人由于大量尘埃的吸入和沉积,多呈深灰色,并混有很多黑色斑点。肺的形态依空气充盈程度和胸廓的形状而变化,一般为圆锥形。每侧肺分为上部的肺尖,下部的肺底(膈面),外侧的肋面和内侧的纵隔面及3个面交界处的前、后、下3个缘,肺底与膈穹相适应略向上凹。肋面膨隆,与胸壁的肋和肋间隙相接触。纵隔面面向纵隔。肺的前缘锐利,位于肋面与纵隔面之间,后缘圆钝。

左肺由斜裂分为上、下2叶,右肺又被水平裂分为上、中、下3个叶。肺是以支气管反复分支形成的支气管树为基础构成的。左、右支气管在肺门处分成第二级支气管,第二级支气管及其分支所辖的范围构成一个肺叶,每支第二级支气管又分出第三级支气管,每支第三级支气管及其分支所辖的范围构成一个肺段,支气管在肺内反复分支可达$23\sim25$级,最后形成肺泡。

支气管各级分支之间以及肺泡之间都由结缔组织性的间质所填充,血管、淋巴管、神经等随支气管的分支分布在结缔组织内。肺泡之间的间质内含有丰富的毛细血管网,是血液和肺泡内气体进行气体交换的场所。

胎儿肺无呼吸功能,构造致密,相对密度(比重)$>1(1.045\sim1.056)$,入水则下沉;降生后开始呼吸,肺泡内充满空气,呈海绵状,相对密度$<1(0.345\sim0.746)$,故可浮于水中。法医常利用这一点鉴定胎儿死亡的时间。

（二）肺门与肺根

肺门位于肺纵隔面中部的凹陷处,为支气管,肺动、静脉,支气管动、静脉,神经及淋巴管进出肺的门户。这些结构借结缔组织相连并被胸膜包绕形成肺根。

三、胸膜

胸膜是一层光滑的浆膜,分别覆被于左、右肺的表面、胸廓内表面、横膈上面和纵隔外侧面,贴在肺表面的胸膜为脏胸膜,贴在胸廓内表面、膈上面和纵隔外侧面的胸膜为壁胸

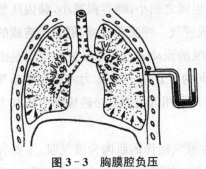

图 3-3 胸膜腔负压

膜。脏胸膜和壁胸膜在肺根处互相延续,形成左、右侧两个完全封闭的胸膜腔。腔内含少量浆液,其内压低于大气压(负压)(图3-3)。由于腔内负压和浆液吸附,使腔、壁胸膜紧贴在一起,所以实际上胸膜腔只是一个潜在性腔。呼吸时,随着胸腔容积的变化,肺容积也在不断改变,从而完成肺和外界的气体交换。外界气体一旦进入胸膜腔(气胸)使脏、壁胸膜分开,则影响呼吸。

四、纵隔

纵隔是左、右纵隔胸膜间的全部器官、结构的总称。通常以胸骨角平面将纵隔分为上纵隔和下纵隔。下纵隔以心包为界分为前纵隔、后纵隔和中纵隔。

五、呼吸

机体与外界环境之间的气体交换过程称为呼吸。通过呼吸,机体从大气摄取新陈代谢所需要的O_2,排出所产生的CO_2,因此,呼吸是维持机体新陈代谢和其他功能活动所必需的基本生理过程之一。人体呼吸过程由3个相互衔接并且同时进行的环节来完成:①外呼吸或肺呼吸,包括肺通气(外界空气与肺之间的气体交换过程)和肺换气(肺泡与肺毛细血管之间的气体交换过程);②气体在血液中的运输;③内呼吸或组织呼吸,即组织换气(血液与组织、细胞之间的气体交换过程),有时也将细胞内的氧化过程包括在内。可见

呼吸过程不仅依靠呼吸系统来完成,还需要血液循环系统的配合,这种协调配合,以及它们与机体代谢水平的相适应,又都受神经和体液因素的调节。

(一)肺通气

肺通气是肺与外界环境之间的气体交换过程。实现肺通气的器官包括呼吸道、肺泡和胸廓等。呼吸道是沟通肺泡与外界的通道;肺泡是肺泡气与血液气进行交换的主要场所;而胸廓的节律性呼吸运动则是实现通气的动力。

1. **通气原理** 气体进入肺取决于两方面因素的相互作用:一是推动气体流动的动力;二是阻止其流动的阻力。前者必须克服后者,方能实现肺通气。

(1)**肺通气的动力** 气体进出肺是由大气和肺泡气之间存在着压力差的缘故。在自然呼吸条件下,此压力差产生于肺的张缩所引起的肺容积的变化。但肺的张缩是由呼吸肌的收缩和舒张所引起胸廓的扩大和缩小所引起。当吸气肌收缩时,胸廓扩大,肺随之扩张,肺容积增大,肺内压暂时下降并低于大气压,空气就顺此压差而进入肺,造成吸气。反之,当吸气肌舒张和(或)呼气肌收缩时,胸廓缩小,肺也随之缩小,肺容积减小,肺内压暂时升高并高于大气压,肺内气便顺此压差流出肺,造成呼气。呼吸肌收缩、舒张所造成的胸廓的扩大和缩小,称为呼吸运动。呼吸运动是肺通气的原动力。在呼吸过程中正是由于肺内压的周期性交替升降,造成肺内压和大气压之间的压力差,这一压力差成为推动气体进出肺的直接动力。一旦呼吸停止,便可根据这一原理,用人为的方法造成肺内压和大气压之间的压力差来维持肺通气,这便是人工呼吸。

引起呼吸运动的肌称为呼吸肌。使胸廓扩大产生吸气动作的肌肉为吸气肌,主要有膈肌和肋间外肌;使胸廓缩小产生呼气动作的是呼气肌,主要有肋间内肌和腹壁肌。此外,还有一些辅助呼吸肌,如斜角肌、胸锁乳突肌和胸背部的其他肌肉等,这些肌肉只在用力呼吸时才参与呼吸运动。

安静状态下的呼吸称为平静呼吸,每分钟呼吸频率为 12~18 次。机体活动时,或吸入气中的二氧化碳含量增加或氧含量减少时,呼吸将加深、加快,成为深呼吸或用力呼吸,这时不仅有更多的吸气肌参与收缩,收缩加强,而且呼气肌也主动参与收缩。在缺氧或二氧化碳增多较严重的情况下,会出现呼吸困难,这时,不仅呼吸大大加深,而且出现鼻翼扇动等,同时主观上有不舒服的困压感。

在呼吸运动过程中胸腔随胸廓的运动而运动。肺为何能随胸廓而运动呢?这是因为在肺和胸廓之间存在一密闭的胸膜腔和肺本身有可扩张性的缘故。正常胸膜腔内仅有少量浆液,没有气体,这一薄层浆液有两方面的作用:一是在两层胸膜之间起润滑作用,减小摩擦;二是浆液分子的内聚力使两层胸膜贴附在一起,不易分开,所以肺就可以随胸廓的运动而运动。因此,胸膜腔的密闭性和两层胸膜间浆液分子的内聚力有重要的生理意义。如果胸膜腔破裂,与大气相通,空气将立即进入胸膜腔,形成气胸,两层胸膜彼此分开,肺将因其本身的回缩力而塌陷。这时,尽管呼吸运动仍在进行,肺却减小或失去了随胸廓运动而运动的能力,其程度视气胸的程度和类型而异。所以,气胸时,肺的通气功能受到损害严重者应紧急处理。

综上所述,可将肺通气的动力概括如下:呼吸肌的舒缩是肺通气的原动力,它引起胸廓的舒张与收缩,由于胸膜腔和肺的结构功能特征,肺便随胸廓的舒张与收缩而舒张与收缩,肺容积的这种变化又造成肺内压和大气压之间的压力差,此压力差直接推动气体进出肺。

(2)肺通气的阻力　肺通气的动力需要克服肺通气的阻力方能实现肺通气。阻力增高是临床上肺通气障碍最常见的原因。肺通气的阻力有弹性阻力与非弹性阻力两种:是平静呼吸时的主要阻力,约占总阻力的70%。

1)弹性阻力:指平静呼吸时的主要阻力,约占总阻力的70%。它来自肺组织本身的弹性回缩力和肺泡内侧液体层同肺泡内气体之间的液-气界面的表面张力所产生的回缩力,两者均使肺具有回缩倾向,故成为肺扩张的弹性阻力。肺组织的弹性阻力仅约占肺总弹性阻力的1/3,而表面张力约占2/3,因此,表面张力对肺的张缩有重要的作用。

肺泡表面活性物质是复杂的脂蛋白混合物,由肺泡Ⅱ型细胞合成并释放,分子的一端是非极性疏水的脂肪酸,不溶于水,另一端是极性的,易溶于水,因此分子垂直排列于液-气界面,极性端插入水中,非极性端伸入肺泡气中,形成单分子层分布在液-气界面上,并随肺泡的张缩而改变其密度。正常肺泡表面活性物质不断更新,以保持其正常的功能。肺泡表面活性物质有降低表面张力的作用,能使肺泡液-气界面的表面张力降至1×10^{-4} N/cm以下,比血浆的5×10^{-4} N/cm低得多,这样就减弱了表面张力对肺毛细血管中液体的吸引作用,防止了液体渗入肺泡,使肺泡得以保持相对干燥。此外,肺泡表面活性物质的密度越大,降低表面张力的作用越强,表面张力减小,使小肺泡内压力不致过高,防止了小肺泡的塌陷;大肺泡表面张力则因表面活性物质分子的稀疏而不致明显下降,维持了泡内压力与小肺泡相等,不致过度膨胀,这样就保持了大、小肺泡的稳定性,有利于吸入气在肺内得到较为均匀的分布。

成年人患肺炎、肺血栓等疾病时,可因表面活性物质减少而发生肺不张。新生儿也可因缺乏表面活性物质发生肺不张和肺泡内表面透明质膜形成,造成呼吸窘迫综合征,导致死亡。

2)非弹性阻力:包括惯性阻力、黏滞阻力和气道阻力,约占总阻力的30%。惯性阻力是气流在发动、变速、换向时因气流和组织的惯性所产生的阻止运动的因素。平静呼吸时,呼吸频率低、气流流速慢,惯性阻力小,可忽略不计。黏滞阻力来自呼吸时组织相对位置变动所发生的摩擦。气道阻力来自气体流经呼吸道时气体分子间和气体分子与气道之间的摩擦,是非弹性阻力的主要成分,占80%~90%。非弹性阻力是气体流动时产生的,并随流速加快而增加,故为动态阻力。

2.基本肺容积和肺容量　了解肺通气量的简单方法是用肺量计记录进出肺的气量。

(1) 基本肺容积

1) 潮气量：每次呼吸时吸入或呼出的气量为潮气量(TV)。平静呼吸时，潮气量为 400～600 ml 计算。运动时，潮气量将增大。

2) 补吸气量或吸气贮备量：平静吸气末，再尽力吸气所能吸入的气量为补吸气量(IRV)，正常成年人为 1 500～2 000 ml。

3) 补呼气量或呼气贮备量：平静呼气末，再尽力呼气所能呼出的气量为补呼气量(ERV)，正常成年人为 900～1 200 ml。

4) 余气量或残气量：最大呼气末尚存留于肺内不能再呼出的气量为余气量(RV)。只能用间接测定，正常成人为 1 000～1 500 ml。支气管哮喘和肺气肿患者，余气量增加。目前认为余气量是由于最大呼气之末，细支气管，特别是呼吸性细支气管关闭所致。

(2) 肺容量 是基本肺容积中两项或两项以上的联合气量。

1) 深吸气量：从平静呼气末作最大吸气时所能吸入的气量为深吸气量，它也是潮气量和补吸气量之和，是衡量最大通气潜力的一个重要指示。胸廓、胸膜、肺组织和呼吸肌等的病变，可使深吸气量减少而降低最大通气潜力。

2) 功能余气量：平静呼气末尚存留于肺内的气量为功能余气量(FRC)，是余气量和补呼气量之和。正常成年人约为 2 500 ml。肺气肿患者的功能余气量增加，肺实质性病变时减小。功能余气量的生理意义是缓冲呼吸过程中肺泡气氧分压(PO_2)和二氧化碳分压(PCO_2)的过度变化。由于功能余气量的稀释作用，吸气时，肺内氧分压不至突然升得太高，二氧化碳分压不致降得太低；呼气时，肺内氧分压则不会降得太低，二氧化碳分压不致升得太高。这样，肺泡气和动脉血液的氧分压和二氧化碳分压就不会随呼吸而发生大幅度的波动，以利于气体交换。

3. 肺活量和时间肺活量 最大吸气后，从肺内所能呼出的最大气量称为肺活量(VC)，是潮气量、补吸气量和补呼气量之和。肺活量有较大的个体差异，与身材大小、性别、年龄、呼吸肌强弱等有关。正常成年男性平均约为 3 500 ml，女性约为 2 500 ml。

肺活量反映了肺一次通气的最大能力，在一定程度上可作为肺通气功能的指标。但由于测定肺活量时不限制呼气的时间，所以不能充分反映肺组织的弹性状态和气道的通畅程度，即通气功能的好坏。例如，某患者肺组织弹性降低或呼吸道狭窄，通气功能已经受到损害，但是如果延长呼气时间，所测得的肺活量是正常的。因此提出时间肺活量，也称用力呼气量的概念，用来反映一定时间内所能呼出的气量。时间肺活量为单位时间内呼出的气量占肺活量的百分数。

测定时，让受试者先作一次深吸气，然后以最快的速度呼出气体，同时分别测量第 1、2、3 秒末呼出的气量，计算其所占肺活量的百分数，分别称为第 1、2、3 秒的时间肺活量，正常人各为 83%、96% 和 99% 肺活量。时间肺活量是一种动态指标，不仅反映肺活量容量的大小，而且反映了呼吸所遇阻力的变化，所以是评论肺通气功能的较好指标。阻塞性肺疾病患者往往需要 5～6 s 或更长的时间才能呼出全部。

4. 肺总量　肺所能容纳的最大气量为肺总量（TLC），是肺活量和余气量之和。其值因性别、年龄、身材、运动锻炼情况和体位而异。成年男性平均为 5 000 ml，女性平均为 3 500 ml。

5. 肺通气量

（1）每分通气量　每分通气量是指每分钟进或出肺的气体总量，等于呼吸频率乘以潮气量。平静呼吸时，正常成年人呼吸频率为每分钟 12～18 次，潮气量 500 ml，则每分通气量为 6～9 L。每分通气量随性别、年龄、身材和活动量不同而有差异。为便于比较，最好在基础条件下测定，并以每平方米体表面积为单位来计算。

劳动和运动时，每分通气量增大。尽力做深快呼吸时，每分钟所能吸入或呼出的最大气量为最大通气量。它反映单位时间内充分发挥全部通气量，是估计一个人能进行多大运动量的生理指标之一。测定时，一般只测量 10 s 或 15 s 最深、最快的呼出或吸入量，再换算成每分钟的呼出或吸入量，即为最大通气量。最大通气量一般可达 70～120 L。比较平静呼吸时的每分通气量和最大通气量，可以了解通气功能的贮备能力，通常用通气贮量百分比表示，正常值≥93%。

$$通气贮量百分比=\frac{最大通气量-每分平静通气量}{最大通气量}\times100\%$$

（2）无效腔和肺泡通气量　每次吸入的气体，一部分将留在从上呼吸道至呼吸性细支气管以前的呼吸道内，这部分气体均不参与肺泡与血液之间的气体交换。故称为解剖无效腔，其容积约为 150 ml。进入肺泡内的气体，也可因血流在肺内分布不均而未能都与血液进行气体交换。未能发生气体交换的这一部分肺泡容量称为肺泡无效腔。肺泡无效腔与解剖无效腔一起合称生理无效腔。健康人平卧时生理无效腔等于或接近于解剖无效腔。

由于无效腔的存在，每次吸入的新鲜空气不能都到达肺泡进行气体交换。因此，为了计算真正有效的气体交换，应以肺泡通气量为准。肺泡通气量是每分钟吸入肺泡的新鲜空气量，计算公式为：（潮气量-无效腔气量）×呼吸频率。如潮气量是 500 ml，无效腔气量是 150 ml，则每次呼吸仅使肺泡内气体更新 1/7 左右。潮气量和呼吸频率的变化，对肺通气和肺泡通气有不同的影响。在潮气量减半和呼吸频率加倍或潮气量加倍而呼吸频率减半时，肺通气量保持不变，但是肺泡通气量却发生明显的变化。故从气体交换而言，浅而快的呼吸是不利的。

（二）呼吸气体的交换

肺通气使肺泡内气体不断更新，保持了肺泡气氧分压、二氧化碳分压的相对稳定，这是气体交换得以顺利进行的前提。气体交换包括肺换气和组织换气（图 3 - 4），这两处换气的原理一样。机体内的气体交换就是以扩散方式进行的。气体交换的动力是分压差。

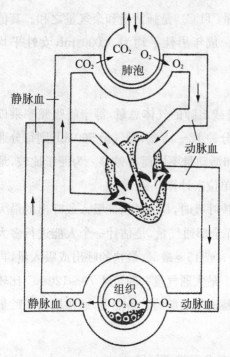

图 3-4 气体交换示意图

1. 气体交换的动力 混合静脉血流经肺毛细血管时,血液的氧分压是 5.32 kPa(40 mmHg),比肺泡气体的 13.83 kPa (104 mmHg)低,肺泡气体中 O_2 便由于分压差向血液扩散,血液的氧分压便逐渐上升,最后接近肺泡气的氧分压。CO_2 则向相反的方向扩散,从血液到肺泡,因为混合静脉血的二氧化碳分压是 6.12 kPa(46 mmHg),而肺泡中的二氧化碳分压是 5.32 kPa(40 mmHg)。O_2 和 CO_2 的扩散都极为迅速,仅需约 0.3 s 即可达到平衡。通常情况下血液流经肺毛细血管的时间约 0.7 s,所以当血液流经肺毛细血管全长约 1/3 时,即基本上已经完成交换过程。可见,通常情况下肺换气时间绰绰有余。

2. 影响肺部气体交换的因素 影响肺部气体交换的因素除前述的分压差,这里主要阐述肺的扩散距离和扩散面积以及影响肺部气体交换的其他因素,即通气/血流比值的影响。

(1) 呼吸膜的厚度 在肺部肺泡气体通过呼吸膜(肺泡-毛细血管膜)与血液气体进行交换。

气体扩散速率与呼吸膜厚度成反比关系,膜越厚,单位时间内交换的气体量就越少。病理情况下,任何使呼吸膜增厚或扩散距离增加的疾病,都会降低扩散速率,减少扩散量,如肺纤维化肺水肿等,可出现低氧血症;特别是运动时,由于血流加速,缩短了气体在肺部的交换时间,这时呼吸膜的厚度和扩散距离的改变显得更为重要性。

(2) 呼吸膜的面积 气体扩散速率与扩散面积成正比。正常成人肺有 3 亿左右的肺泡,总扩散面积约为 70 m^2。安静状态下,呼吸膜的扩散面积约为 40 m^2,故有相当大的贮备面积。运动时,因肺毛细血管开放数量和开放程度的增加,扩散面积也大大增大。肺不张、肺实变、肺气肿或肺毛细血管关闭和阻塞均使呼吸膜扩散面积减小。

(3) 通气/血流比值的影响 通气/血流比值是指每分肺通气量(V_A)和每分肺血流量(Q)之间的比值(V_A/Q),正常成年人安静时约为 4.2/5=0.84。不难理解,只有适宜的 V_A/Q 才能实现适宜的气体交换。健康成人就整个肺而言 V_A/Q 是 0.84,如果 V_A/Q 比值增大,就意味着通气过剩,血流不足,部分肺泡气未能与血液气充分交换,致使肺泡无效腔增大。反之,V_A/Q 下降,意味着通气不足,血流过剩,部分血液流经通气不良的肺泡,混合静脉血中的气体未能得到充分更新,未能成为动脉血就流回了心脏。这两种情况都妨碍了有效的气体交换,可导致血液缺 O_2 或 CO_2 潴留,但主要是血液缺 O_2。肺气肿患者,因许多细支气管阻塞和肺泡壁的破坏,这两种 V_A/Q 异常都可以存在,致使肺换气速率受到极大损害,这是造成肺换气功能异常最常见的一种疾病。

3. 气体在血液中的运输　从肺泡扩散入血液的 O_2 必须通过血液循环运送到各组织,从组织扩散入血液的 CO_2 也必须由血液循环运送到肺泡。

(1) 氧和二氧化碳在血液中存在的形式　O_2 和 CO_2 的都以两种形式存在于血液:物理溶解的和化学结合的。

气体在溶液中溶解的量与分压和溶解度成正比,和温度成反比。血液中以溶解形式存在的 O_2、CO_2 比例极少,但也很重要。因为在肺或组织进行气体交换时,进入血液的 O_2、CO_2 都是先溶解,提高分压,再出现化学结合;O_2、CO_2 从血液释放时,也是溶解的先逸出,分压下降,结合的再分离出现补充所失去的溶解的气体。溶解的和化学结合的两者之间处于动态平衡。

(2) O_2 的运输　血液中的 O_2 以溶解的和结合的两种形式存在。溶解的量极少,仅占血液总 O_2 含量的 1.5% 左右,结合的占 98.5% 左右。O_2 的结合形式是氧合血红蛋白(HbO_2)。血红蛋白(Hb)是红细胞内的有色蛋白,它的分子结构特征使之成为极好的运 O_2 工具。Hb 还参与 CO_2 的运输,所以在血液气体运输方面 Hb 占极为重要的地位。

血液中的 O_2 主要以 HbO_2 形式运输。100 ml 血液中,Hb 所能结合的最大 O_2 量称为 Hb 的氧容量。此值受 Hb 浓度的影响。而实际结合的 O_2 量称为 Hb 的氧含量,其值可受氧分压的影响。Hb 氧含量和氧容量的百分比为 Hb 氧饱和度。HbO_2 呈鲜红色,去氧 Hb 呈紫蓝色。当体表表浅毛细血管床血液中去氧 Hb 含量达 50 g/L 以上时,皮肤、黏膜呈浅蓝色,称为发绀。CO 与 Hb 的亲和力是 O_2 的 250 倍,这意味着在极低的一氧化碳分压下,CO 就可以从 HbO_2 中取代 O_2,阻断其结合位点。此外,CO 还有一极为有害的效应,即当 CO 与 Hb 分子中某个血红素结合后,将妨碍 O_2 的解离。所以 CO 中毒既妨碍 Hb 与 O_2 的结合,又妨碍 O_2 的解离,危害极大。

$$Hb+O_2 \xrightleftharpoons[\text{PO}_2 \text{ 低的组织}]{\text{PO}_2 \text{ 高的肺部}} HbO_2$$

(3) 二氧化碳的运输　血液中 CO_2 也以溶解和化学结合的两种形式运输。化学结合的 CO_2 主要是碳酸氢盐和氨基甲酸血红蛋白。溶解的 CO_2 约占总运输量的 5%,结合的占 95%(碳酸氢盐形式的占 88%,氨基甲酸血红蛋白形式占 7%)。

血浆中溶解的 CO_2 绝大部分扩散进入红细胞内(图 3-5),在红细胞内主要以下述结合形式存在:

1) 碳酸氢盐:从组织扩散进入血液的大部分 CO_2,在红细胞内与水反应生成碳酸,碳酸又解离成碳酸氢根和氢离子,反应极为迅速,可逆。这是因为红细胞内含有较高浓度的碳酸酐酶,在此酶催化下,使反应加速 5 000 倍,不到 1 s 即达平衡。在此反应过程中红细胞内碳酸氢根浓度不断增加,碳酸氢根便顺浓度梯度经红细胞膜扩散进入血浆。红细胞负离子的减少应伴有同等数量的正离子向外扩散,才能维持电平衡。可是红细胞膜不允

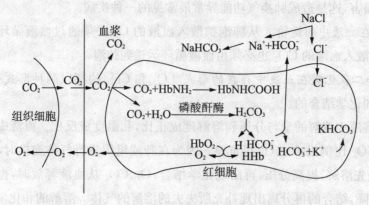

图 3-5 CO_2 在血液中的变化示意图

许正离子自由通过,小的负离子可以通过,于是 Cl^- 便由血浆扩散进入红细胞,这一现象称为 Cl^- 转移。在红细胞膜上有特异的 HCO_3^-、Cl^- 载体,运载这两类离子跨膜交换。这样,碳酸氢根便不会在红细胞内堆积,有利于反应向右进行和 CO_2 的运输。在红细胞内,碳酸氢根与 K^+ 结合,在血浆中则与 Na^+ 结合成碳酸氢盐。上述反应中产生的 H^+ 大部分和 Hb 结合,Hb 是强有力的缓冲剂。

在肺部,反应向相反方向(左)进行。因为肺泡气二氧化碳分压比静脉血的低,血浆中溶解的 CO_2 首先扩散入肺泡,红细胞内的 HCO_3^- 与 H^+ 生成 H_2CO_3,碳酸酐酶又催化 H_2CO_3 分解成 CO_2 和 H_2O,CO_2 又从红细胞扩散入血浆,而血浆中的 HCO_3^- 便进入红细胞以补充消耗的 HCO_3^-,Cl^- 则出红细胞。这样以 HCO_3^- 形式运输的 CO_2 便在肺部释放出来。

$$CO_2 + H_2O \xrightarrow{\text{碳酸酐酶}} H_2CO_3 \Longleftrightarrow HCO_3^- + H^-$$

2) 氨基甲酸血红蛋白:一部分 CO_2 与 Hb 的氨基结合生成氨基甲酸血红蛋白,这一反应无须酶的催化,且迅速、可逆,主要调节因素是氧合作用。

$$HbNH_2O + H^+ + CO_2 \underset{\text{在肺}}{\overset{\text{在组织}}{\Longleftrightarrow}} HHbNHCOOH + O_2$$

HbO_2 与 CO_2 结合形成 HHbNHCOOH 的能力比去氧 Hb 的小。在组织中,解离释出 O_2,部分 HbO_2 变成去氧 Hb,与 CO_2 结合生成 HHbNHCOOH。此外,去氧 Hb 酸性较 HbO_2 弱,去氧 Hb 与 H^+ 结合,也促进反应向右侧进行,并缓冲了 pH 值的变化。在肺的 HbO_2 生成增多,促使 HHbNHCOOH 解离释放 CO_2 和 H^+,反应向左进行。虽然以氨基甲酸血红蛋白形式运输的 CO_2 仅占总运输量的 7%,但在肺排出的 CO_2 中却有 17.5% 是从氨基甲酸血红蛋白释放出来的。

(4) 内呼吸 内呼吸或组织呼吸,即组织换气(血液与组织、细胞之间的气体交换过程)。

气体在组织的交换机制、影响因素与肺泡处相似,所不同的是交换发生于液相(血液、组织液、细胞内液)之间,而且扩散膜两侧的 O_2 和 CO_2 的分压差随细胞内氧化代谢的强度和组织血流量而异。血流量不变时,代谢强、耗 O_2 多,则组织液 CO_2 低,二氧化碳分压高;代谢率不变时,血流量大,则氧分压高,二氧化碳分压低。在组织处,由于细胞有氧代谢,O_2 被利用并产生 CO_2,所以氧分压可低至 3.99 kPa(30 mmHg)以下,二氧化碳分压可高达 6.65 kPa(30 mmHg)以上。动脉血流经组织毛细血管时,便顺分压差由血液向细胞扩散,CO_2 则由细胞向血液扩散,动脉血因失去 O_2 和得到 CO_2 而为静脉血。

六、呼吸运动的调节

呼吸运动是一种节律性的活动,其深度和频率随体内、外环境条件的改变而改变。

(一)呼吸中枢

呼吸中枢是指中枢神经系统内产生和调节呼吸运动的神经细胞群。呼吸中枢分布在大脑皮质、间脑、脑桥、延髓和脊髓等部位。脑的各级部位在呼吸节律产生和调节中所起作用不同。正常呼吸运动是在各级呼吸中枢的相互配合下进行的。

脊髓中支配呼吸肌的运动神经元位于第 3～5 颈段(支配膈肌)和胸段(支配肋间肌和腹肌等)前角。但节律性呼吸运动不是在脊髓产生的,脊髓只是联系上(高)位脑和呼吸肌的中继站和整合某些呼吸反射的初级中枢,延髓才是产生基本呼吸节律的部位。大脑皮质可以随意控制呼吸,发动说、唱等动作,在一定限度内可以随意屏气或加强、加快呼吸。大脑皮质对呼吸的调节系统是随意呼吸调节系统,下位脑干的呼吸调节系统是自主节律呼吸调节系统。这两个系统的下行通路是分开的。

临床上有时可以观察到自主呼吸和随意呼吸分离的现象。例如在脊髓前外侧索下行处主呼吸通路受损后,自主节律呼吸停止,但患者仍可进行随意呼吸。患者靠随意呼吸或人工呼吸来维持肺通气,如未进行人工呼吸,一旦患者入睡,可能会发生呼吸停止。

(二)呼吸的反射性调节

呼吸节律虽然产生于脑,但其活动可受来自呼吸器官本身以及骨骼肌、其他器官系统感觉器传入冲动的反射性调节,下述是其中的一些重要反射。

1. 肺牵张反射　由肺扩张或肺缩小引起的吸气抑制或兴奋的反射为黑-伯反射或称肺牵张反射。它包括两种反射调节:肺扩张反射和肺缩小反射。

(1)肺扩张反射　是肺充气或扩张时抑制吸气的反射。感觉器位于从气管至细支气管的平滑肌中,是牵张感受器,阈值低,适应慢。当肺扩张牵拉呼吸道,使之扩张时,感觉器兴奋,冲动经迷走神经粗纤维传入延髓,在延髓内通过一定的神经联系使吸气切断机制兴奋,切断吸气,转入呼气。这样便加速了吸气和呼气的交替,使呼吸频率增加。所以切断迷走神经后,吸气延长、加深,呼吸变得深而慢。

(2) 肺缩小反射 是肺缩小时引起吸气的反射。感受器同样位于气道平滑肌内,但其性质尚不十分清楚。肺缩小反射在较强缩肺时才出现,它在平静呼吸调节中意义不大,但对阻止呼气过深和肺不张等可能起一定作用。

2. 呼吸肌 本体感受性反射肌梭和腱器官是骨骼肌的本体感受器,它们所引起的反射为本体感受性反射。如肌梭受到牵张刺激时可以反射性地引起受刺激肌梭所在肌的收缩,为牵张反射,属本体感受性反射。

3. 防御性呼吸反射 在整个呼吸道都存在着感受器,它们是分布在黏膜上皮的迷走传入神经末梢,受到机械或化学刺激时引起防御性呼吸反射,以清除激惹物,避免其进入肺泡。咳嗽反射是常见的重要防御反射。其感受器位于喉、气管和支气管黏膜。大支气管以上部位的感受器对机械刺激敏感,二级支气管以下部位的对化学刺激敏感。传入冲动经迷走神经传入延髓,触发一系列协调的反射反应,引起咳嗽反射。

咳嗽时,先是短促或深吸气,接着声门紧闭,呼气肌强烈收缩,肺内压和胸膜腔内压急速上升,然后声门突然打开,由于气压差极大,气体更以极高的速度从肺内冲出,将呼吸道内异物或分泌物排出。剧烈咳嗽时,因胸膜腔内压显著升高,可阻碍静脉回流,使静脉压和脑脊液压升高。

喷嚏反射与咳嗽反射类似,不同的是:刺激作用于鼻黏膜感受器,传入神经是三叉神经,反射效应是腭垂下降,舌压向软腭,不关闭声门,呼出气主要从鼻腔喷出,以清除鼻腔中的刺激物。

(三) 化学因素对呼吸的调节

化学因素对呼吸的调节也是一种呼吸的反射性调节。化学因素是指动脉血或脑脊液中的 O_2、CO_2 和 H^+。机体通过呼吸调节血液中的 O_2、CO_2 和 H^+ 的水平,动脉血中 O_2、CO_2 和 H^+ 水平的变化又通过化学感受器调节着呼吸,如此形成的控制环维持着内环境的相对稳定。

1. 化学感受器 化学感觉器是指其适宜化学物质刺激的感受器。参与呼吸调节的化学感受器因其所在部位的不同,分为外周化学感受器和中枢化学感受器。

(1) 外周化学感受器 颈动脉体和主动脉体是调节呼吸和循环的重要外周化学感受器。在动脉血氧分压降低、二氧化碳分压或 H^+ 浓度([H^+])升高时受刺激,冲动经窦神经和迷走神经传入延髓,反射性地引起呼吸加深、加快和血液循环的变化。虽然颈、主动脉体两者都参与呼吸和循环的调节,但是颈动脉体主要调节呼吸,而主动脉体在循环调节方面较为重要。

(2) 中枢化学感受器 中枢化学感受器位于延髓腹外侧浅表部位,左右对称,其生理刺激是脑脊液和局部细胞外液的 H^+。在体内,血液中的 CO_2 能迅速通过血脑屏障,使化学感受器周围液体中的[H^+]升高,从而刺激中枢化学感受器,引起呼吸中枢兴奋。可是,脑脊液中碳酸酶含量很少，CO_2 与水的水合反应很慢，所以对 CO_2 的反应有一定的时间延迟。血液中的 H^+ 不易通过血液屏障，故血液 pH 值的变化对中枢化学感受器的直接作用不大，也较缓慢。中枢化学感受器与外周化学感受器不同，它不感受缺 O_2 的刺激，但对 CO_2 的敏感性比外周化学感受器敏感，反应潜伏期较长。中枢化学感受器的作用主要是调节脑脊液的 $[H^+]$，使中枢神经系统有一稳定的 pH 环境；而外周化学感受器的作用主要是在机体低 O_2 时，维持对呼吸的驱动。

2. CO_2、H^+ 和 O_2 对呼吸的影响

（1）CO_2 的影响 在麻醉动物或人，动脉血液二氧化碳分压降得很低时可发生呼吸暂停。因此，一定水平的二氧化碳分压对维持呼吸和呼吸中枢的兴奋性是必要的，CO_2 是调节呼吸最重要的生理性体液因子。吸入含 CO_2 的混合气，将使肺泡气二氧化碳分压升高，动脉血二氧化碳分压也随之升高，呼吸加深、加快，肺通气量增加。通过肺通气量的增大，可增加 CO_2 的清除，肺泡气和动脉血二氧化碳分压才可维持于接近正常水平。但是，当吸入气 CO_2 陡升，CO_2 堆积，压抑中枢神经系统的活动，包括呼吸中枢，发生呼吸困难、头痛、头昏，甚至昏迷，出现 CO_2 麻醉。对 CO_2 的反应，有个体差异，还受许多因素影响，如疾病或药物。总之，CO_2 在呼吸调节中是经常起作用的最重要的化学刺激，在一定范围内动脉血二氧化碳分压的升高，可以加强对呼吸的刺激作用，但超过一定限度则有压抑和麻醉效应。

CO_2 刺激呼吸是通过两条途径实现的，一是通过刺激中枢化学感受器再兴奋呼吸中枢；二是刺激外周化学感受器，冲动窦神经和迷走神经传入延髓呼吸有关核团，反射性地使呼吸加深、加快，增加肺通气。

（2）H^+ 的影响 动脉血 $[H^+]$ 增加，呼吸加深、加快，肺通气增加；$[H^+]$ 降低，呼吸受到抑制。H^+ 对呼吸的调节也是通过外周化学感受器和中枢化学感受器实现的。中枢化学感受器对 H^+ 的敏感性较外周的高，约为外周的 25 倍。但是，H^+ 通过血脑屏障的速度慢，限制了它对中枢化学感受器的作用。脑脊液中的 H^+ 才是中枢化学感受器的最有效的刺激物。

（3）O_2 的影响 吸入气氧分压降低时，肺泡气氧分压也随之降低，呼吸加深、加快，肺通气增加。同 CO_2 一样，对低 O_2 的反应也有个体差异。一般在动脉氧分压降至 10.64 kPa（80 mmHg）以下时，肺通气才出现可觉察到的增加，可见动脉血氧分压对正常呼吸的调节作用不大。长时间 CO_2 潴留使中枢化学感受器对 CO_2 的刺激作用发生适应，而外周化学感受器对低 O_2 刺激适应很慢，这时低 O_2 对外周化学感受器的刺激成为驱动呼吸的主要刺激。

低 O_2 对中枢的直接作用是压抑作用。但是，低 O_2 可以通过对外周化学感受器的刺激而兴奋呼吸中枢，这样在一定程度上可以对抗低 O_2 对中枢的直接压抑作用。不过在严重低 O_2 时，外周化学感受性反射已不足以克服低 O_2 对中枢的压抑作用，终将导致呼吸

障碍。在低 O_2 时吸入纯 O_2，由于解除了外周化学感受器的低 O_2 刺激，会引起呼吸暂停，故临床上给 O_2 治疗时应以注意。

3. CO_2、H^+ 和氧分压在影响呼吸中的相互作用 单纯氧分压下降对呼吸的影响较慢、较弱，只有在氧分压低于 10.64 kPa(80 mmHg)后，通气量才逐渐增大。二氧化碳分压和 H^+ 与低 O_2 不同，只要略有升高，通气就明显增大，二氧化碳分压的作用尤为突出。实际情况不可能只是单因素的改变，往往是一种因素的改变引起其余一二种因素相继改变或存在几种因素的同时改变，三者间相互影响、相互作用，既可因相互总和而加大，也可因相互抵消而减弱。

当二氧化碳分压升高时，$[H^+]$ 也随之升高，两者的作用总和起来使肺通气较单独二氧化碳分压升高时为大。$[H^+]$ 增加时，因肺通气增大使 CO_2 排出，二氧化碳分压下降，抵消了一部分 H^+ 的刺激作用；CO_2 含量的下降，也使 $[H^+]$ 有所降低。两者均使肺通气的增加较单独 $[H^+]$ 升高时为小。

氧分压下降时，也因肺通气量增加，呼出较多的 CO_2，使二氧化碳分压和 $[H^+]$ 下降，从而减弱了低 O_2 的刺激作用。

第二部分 呼吸系统常见疾病

一、急性上呼吸道感染

急性上呼吸道感染简称上感,为外鼻孔至环状软骨下缘包括鼻腔、咽或喉部急性炎症的概称。主要病原体是病毒,少数是细菌。发病不分年龄、性别、职业和地区,免疫功能低下者易发。通常病情较轻、病程短,可自愈,预后良好。但由于发病率高,不仅影响工作和生活,有时还可伴有严重并发症,并具有一定的传染性,应积极防治。

【流行病学】 上感是人类最常见的传染病之一,多发于冬、春季节,为散发,且可在气候突变时小规模流行。主要通过患者打喷嚏和含有病毒的飞沫经空气传播,或经污染的手和用具接触传播。可引起上感的病原体大多为自然界中广泛存在的多种类型病毒,同时健康人群亦可携带,且人体对其感染后产生的免疫力较弱、短暂,病毒间也无交叉免疫,故可反复发病。

【病因和发病机制】 急性上感70%～80%由病毒引起,包括鼻病毒、冠状病毒、腺病毒、流感和副流感病毒、呼吸道合胞病毒、埃可病毒和柯萨奇病毒等。另有20%～30%的上感为细菌引起,可单纯发生或继发于病毒感染之后发生,以口腔定植菌溶血性链球菌为多见,其次为流感嗜血杆菌、肺炎链球菌和葡萄球菌等,偶见革兰阴性杆菌。但接触病原体后是否发病,还取决于传播途径和人群易感性。淋雨、受凉、气候突变、过度劳累等均可降低呼吸道局部防御功能,致使原存的病毒或细菌迅速繁殖,或者直接接触含有病原体的患者喷嚏、空气以及污染的手和用具诱发本病。老、幼、体弱、免疫功能低下或有慢性呼吸道疾病如鼻旁窦炎、扁桃体炎者更易发病。

【临床表现】 上感的临床表现有以下类型:

1. 普通感冒 为病毒感染引起,俗称"伤风",又称急性鼻炎或上呼吸道卡他。起病较急,主要表现为鼻部症状,如喷嚏、鼻塞、流清水样鼻涕,也可表现为咳嗽、咽干、咽痒或烧灼感,甚至鼻后滴漏感。咽干、咳嗽和鼻后滴漏与病毒诱发的炎症介质导致的上呼吸道传入神经高敏状态有关。2～3 d后鼻涕变稠,可伴咽痛、头痛、流泪、味觉迟钝、呼吸不畅、声嘶等,有时由于咽鼓管炎致听力减退。严重者有发热、轻度畏寒和头痛等。体检可见鼻腔黏膜充血、水肿、有分泌物,咽部可为轻度充血。一般经5～7 d痊愈,伴并发症者可致病程迁延。

2. 急性病毒性咽炎和喉炎 由鼻病毒、腺病毒、流感病毒、副流感病毒、肠病毒及呼吸道合胞病毒等引起。临床表现为咽痒和灼热感,咽痛不明显,咳嗽少见。急性喉炎多为流感病毒、副流感病毒及腺病毒等引起,临床表现为明显声嘶、讲话困难,可有发热、咽痛或咳嗽,咳嗽时咽喉疼痛加重。体检可见喉部充血、水肿,局部淋巴结轻度肿大和触痛,有时可闻及喉部的喘息声。

3. 急性疱疹性咽峡炎　多由柯萨奇病毒 A 引起,表现为明显咽痛、发热,病程约为 1 周。查体可见咽部充血,软腭、腭垂、咽及扁桃体表面有灰白色斑疹及浅表溃疡,周围伴红晕。多发于夏季,多见于儿童,偶见于成人。

4. 急性咽结膜炎　主要由腺病毒、柯萨奇病毒等引起。表现为发热、咽痛、畏光、流泪,咽及结膜明显充血。病程 4～6 d,多发于夏季,由游泳传播,儿童多见。

5. 急性咽扁桃体炎　病原体多为溶血性链球菌,其次为流感嗜血杆菌、肺炎链球菌、葡萄球菌等。起病急,咽痛明显,伴发热、畏寒,体温可达 39℃ 以上。查体可发现咽部明显充血,扁桃体肿大、充血,表面有黄色脓性分泌物。有时伴有颌下淋巴结肿大、压痛,而肺部检查无异常体征。

【并发症】　少数患者可并发急性鼻旁窦炎、中耳炎、气管-支气管炎。以咽炎为表现的上呼吸道感染,部分患者可继发溶血性链球菌引起的风湿热、肾小球肾炎等,少数患者可并发病毒性心肌炎,应予警惕。

【治疗】　由于目前尚无特效抗病毒药物,故以对症处理为主,同时戒烟、注意休息、多饮水、保持室内空气流通和防治继发细菌感染。

1. 对症治疗　对有急性咳嗽、鼻后滴漏和咽干的患者应给予伪麻黄碱治疗以减轻鼻部充血,亦可局部滴鼻应用。必要时适当加用解热镇痛类药物。

常用的复方抗感冒药有:

(1)复方盐酸伪麻黄碱缓释胶囊　商品名为新康泰克。由盐酸伪麻黄碱、马来酸氯苯那敏组成。盐酸伪麻黄碱能消除鼻咽部黏膜充血,减轻鼻塞、流涕、打喷嚏;后者为抗组胺药,能进一步减轻感冒引起的鼻塞、流涕、打喷嚏等症状。

(2)双扑伪麻片　商品名为银得菲、服克。本药由对乙酰氨基酚、盐酸伪麻黄碱、马来酸氯苯那敏组成。能缓解感冒及流感引起的发热、头痛、关节痛、鼻塞、流涕、打喷嚏等症状。

(3)美息伪麻片　商品名为白加黑。由日用片和夜用片组成,日片白天服,夜片睡前服。用于缓解由感冒或流感引起的发热、头痛、四肢酸痛、鼻塞、流涕、打喷嚏等症状。

(4)复方氨酚烷胺胶囊　商品名快克、新速效感冒片、感康。本药由对乙酰氨基酚、盐酸金刚烷胺、马来酸氯苯那敏、人工牛黄、咖啡因组成。适用于缓解感冒及流感引起的发热、头痛、鼻塞、咽痛等症状,也可用于流感的预防和治疗。

(5)复方氨酚葡锌片　商品名为康必得。

2. 抗菌药物治疗　目前已明确普通感冒无需使用抗菌药物。除非有白细胞升高、咽部脓苔、咯黄痰和流脓鼻涕等细菌感染证据,可根据当地流行病学资料和经验用药,可选口服青霉素、第一代头孢菌素、大环内酯类或喹诺酮类。极少需要根据病原菌选用敏感的抗菌药物。

3. 抗病毒药物治疗　由于目前有滥用造成流感病毒耐药现象,所以如无发热,免疫功能正常,发病超过 2 d 一般无需应用。对于免疫缺陷患者,可早期常规使用。利巴韦林和奥司他韦有较广的抗病毒谱,对流感病毒、副流感病毒和呼吸道合胞病毒等有较强的抑制作用,可缩短病程。

4. 中药治疗　具有清热解毒和抗病毒作用的中药亦可选用,有助于改善症状,缩短病程。

【预防】　重在预防,隔离传染源有助于避免传染。加强锻炼、增强体质,生活饮食规律,改善营养,避免受凉和过度劳累,有助于降低易感性,是预防上呼吸道感染最好的方法。年老体弱易感者应注意防护,上呼吸道感染流行时应戴口罩,避免在人多的公共场合出入。

二、流行性感冒

流行性感冒(简称流感)是由流行性流感病毒引起的急性呼吸道传染病。起病急,高热、头痛、乏力、眼结膜炎和全身肌肉酸痛等中毒症状明显,而呼吸道卡他症状轻微。主要通过接触及空气飞沫传播。发病有季节性,北方常在冬季,而南方多在冬夏两季。由于病毒变异率高,人群普遍易感。发病率高,在全世界包括中国已引起多次暴发流行,严重危害人类生命安全。

【发病机制和病理】　流感病毒主要通过空气中的病毒颗粒人-人传播。流感病毒侵入呼吸道的纤毛柱状上皮细胞内进行复制,借神经氨酸酶的作用从细胞释放,再侵入其他柱状上皮细胞引起变性、坏死与脱落。并发肺炎时肺充血、水肿,肺泡内含有纤维蛋白和渗出液,呈现支气管肺炎改变。

【临床表现】　分为单纯型、胃肠型、肺炎型和中毒型。潜伏期 1~3 d。有明显的流行和暴发。急性起病,出现畏寒、高热、头痛、头晕、全身酸痛、乏力等中毒症状。鼻咽部症状较轻。可有食欲减退,胃肠型者伴有腹痛、腹胀和腹泻等消化道症状;肺炎型者表现为肺炎,甚至呼吸衰竭;中毒型者表现为全身毒血症表现,严重者可致循环衰竭。

【治疗】　流行性感冒的治疗要点包括:

1. 隔离　对疑似和确诊患者应进行隔离。

2. 对症治疗　可应用解热药、缓解鼻黏膜充血药、止咳祛痰药等。

3. 抗病毒治疗　应在发病 48 h 内使用。神经氨酸酶抑制类药物能抑制流感病毒的复制,降低致病性,减轻流感症状、缩短病程、减少并发症。此类药毒性低,不易引起耐药且耐受性好,是目前流感治疗药物中前景最好的一种。奥司他韦、扎那米韦、离子通道 M_2 阻滞剂金刚烷胺和金刚乙胺早期应用可阻止病情发展、减轻病情、改善预后。

4. 支持治疗和预防并发症　注意休息、多饮水、增加营养,给易于消化的饮食。维持水、电解质平衡。密切观察、监测并预防并发症。呼吸衰竭时给予呼吸支持治疗。在有继发细菌感染时及时使用抗生素。

【预后】 与病毒毒力、自身免疫状况有关。年老体弱者易患肺炎性流感而病死率较高。单纯型流感预后较好。

三、急性气管-支气管炎

急性气管-支气管炎是由生物、物理、化学刺激或过敏等因素引起的急性气管-支气管黏膜炎症。多为散发,无流行倾向,年老体弱者易感。临床症状主要为咳嗽和咳痰。常发生于寒冷季节或气候突变时。也可由急性上呼吸道感染迁延不愈所致。

【病因和发病机制】

1. 微生物 病原体与上感病原体类似。常见病毒为腺病毒、流感病毒(甲、乙)、冠状病毒、鼻病毒、单纯疱疹病毒、呼吸道合胞病毒和副流感病毒。常见细菌为流感嗜血杆菌、肺炎链球菌、卡他莫拉菌等。近年来衣原体和支原体感染明显增加,在病毒感染的基础上继发细菌感染亦较多见。

2. 物理、化学因素 冷空气、粉尘、刺激性气体或烟雾(如二氧化硫、二氧化氮、氨气、氯气等)的吸入,均可刺激气管-支气管黏膜引起急性损伤和炎症反应。

3. 变态反应 常见的吸入致敏原包括花粉、有机粉尘、真菌孢子、动物毛皮排泄物;或对细菌蛋白质的过敏,钩虫、蛔虫的幼虫在肺内的移行均可引起气管-支气管急性炎症反应。

【临床表现】

1. 症状 起病较急,通常全身症状较轻,可有发热。初为干咳或有少量黏液痰,随后痰量增多,咳嗽加剧,偶伴血痰。咳嗽、咳痰可延续 2～3 周,如迁延不愈,可演变成慢性支气管炎。伴支气管痉挛时,可出现程度不等的胸闷、气促。

2. 体征 查体可无明显阳性表现。也可以在两肺听到散在干、湿啰音,部位不固定,咳嗽后可减少或消失。

【治疗】

1. 对症治疗 咳嗽无痰或少痰,可用右美沙芬、喷托维林(咳必清)镇咳。咳嗽有痰而不易咳出,可选用盐酸氨溴索、溴己新(必嗽平)、桃金娘油提取物化痰,也可雾化吸入帮助祛痰。较为常用的为兼顾止咳和化痰的复方甘草合剂,也可选用中成药止咳祛痰。发生支气管痉挛时,可用平喘药如茶碱类、β_2 受体激动剂等。发热可用解热镇痛药对症处理。

2. 抗菌药物治疗 有细菌感染证据时应及时使用。可首选新大环内酯类、青霉素类,亦可选用头孢菌素类或喹诺酮类等药物。多数患者抗菌药物口服即可,症状较重者可经肌内注射或静脉滴注给药,少数患者需要根据病原体培养结果指导用药。

3. 一般治疗 多休息,多饮水,避免劳累。

【预后】 多数患者预后良好,少数体质弱者可迁延不愈,应引起足够重视。

【预防】 增强体质,避免劳累,防止感冒。改善生活卫生环境,防止空气污染。清除鼻、咽、喉等部位的病灶。

四、慢性支气管炎

慢性支气管炎(简称慢支)是指气管、支气管黏膜及其周围组织的慢性非特异性炎症。临床上以咳嗽、咳痰或伴有喘息及反复发作的慢性过程为特征。病情若缓慢进展,常并发阻塞性肺气肿,甚至肺动脉高压、肺源性心脏病。慢支是一种严重危害人民健康的常见病,尤以老年人多见,并随年龄增长而增加。

【病因和发病机制】 本病的病因尚不完全清楚,可能是多种因素长期相互作用的结果。

1. 有害气体和有害颗粒 如香烟、烟雾、粉尘、刺激性气体(二氧化硫、二氧化氮、氯气、臭氧等)。这些理化因素可损伤气道上皮细胞,使纤毛运动减退,巨噬细胞吞噬能力降低,导致气道净化功能下降。同时刺激黏膜下感受器,使副交感神经功能亢进,使支气管平滑肌收缩,腺体分泌亢进,杯状细胞增生,黏液分泌增加,气道阻力增加。

香烟烟雾还可使氧自由基产生增多,诱导中性粒细胞释放蛋白酶,抑制抗胰蛋白酶系统,破坏肺弹力纤维,引发肺气肿的形成。

2. 感染因素 病毒、支原体、细菌等感染是慢性支气管炎发生、发展的重要原因之一。病毒感染以流感病毒、鼻病毒、腺病毒和呼吸道合胞病毒为常见。细菌感染常继发于病毒感染,常见病原体为肺炎链球菌、流感嗜血杆菌、卡他莫拉菌和葡萄球菌等。这些感染因素同样造成气管、支气管黏膜的损伤和慢性炎症。

3. 其他因素 免疫、年龄和气候等因素均与慢性支气管炎有关。寒冷空气可以刺激腺体增加黏液分泌,使纤毛运动减弱,黏膜血管收缩,局部血循环障碍,有利于继发感染。老年人肾上腺皮质功能减退,细胞免疫功能下降,溶菌酶活性降低,从而容易造成呼吸道的反复感染。

【临床表现】

1. 症状 缓慢起病,病程长,反复急性发作而病情加重。主要症状为咳嗽、咳痰,或伴有喘息。急性加重系指咳嗽、咳痰、喘息等症状突然加重。急性加重的主要原因是呼吸道感染,病原体可以是病毒、细菌、支原体和衣原体等。

(1)咳嗽 一般以晨间咳嗽为主,睡眠时有阵咳或排痰。

(2)咳痰 一般为白色黏液和浆液泡沫性,偶可带血。清晨排痰较多,起床后或体位变动可刺激排痰。

(3)喘息或气急 喘息明显者常称为喘息性支气管炎,部分可能伴发支气管哮喘。若伴肺气肿时可表现为劳动或活动后气急。

2. 体征 早期多无异常体征。急性发作期可在背部或双肺底听到干、湿性啰音,咳嗽后可减少或消失。如合并哮喘可闻及广泛哮鸣音并伴呼气期延长。

【治疗】

1. 急性加重期的治疗

(1)控制感染 抗菌药物治疗可选用喹诺酮类、大环类酯类、β-内酰胺类或磺胺类口服,病情严重时静脉给药,如左氧氟沙星、罗红霉素、阿莫西林、复方磺胺甲噁唑。如果能培养出致病菌,可按药敏试验选用抗菌药。

(2)镇咳祛痰 可试用复方甘草合剂、复方氯化铵合剂,也可加用祛痰药溴己新、盐酸氨溴索、桃金娘油。干咳为主者可用镇咳药物,如右美沙芬、那可丁或其合剂等。

(3)平喘 有气喘者可加用解痉平喘药,如氨茶碱,或用茶碱控释剂,或长效 β_2 受体激动剂加糖皮质激素吸入。

2. 缓解期治疗

(1)戒烟 避免有害气体和其他有害颗粒的吸入。

(2)增强体质,预防感冒 也是防治慢支的主要内容之一。

(3)免疫调节与中医药 反复呼吸道感染者,可试用免疫调节剂或中医中药,如细菌溶解产物、卡介菌多糖核酸、胸腺肽等,部分患者可见效。

【预后】 慢支如无并发症,预后良好。如病因持续存在,迁延不愈,或反复发作,易并发阻塞性肺气肿,甚至肺心病而危及生命。

【预防】 首先是戒烟。注意保暖,避免受凉,预防感冒。改善环境卫生,做好个人劳动保护,消除及避免烟雾、粉尘和刺激性气体对呼吸道的影响。

五、支气管哮喘

支气管哮喘(简称哮喘),是一种以嗜酸性粒细胞、肥大细胞反应为主的气道变应性炎症和气道高反应性为特征的疾病。易感者对此类炎症表现为不同程度的可逆性气道阻塞症状。临床上表现为反复发作性伴有哮鸣音的呼气性呼吸困难、胸闷或咳嗽,可自行或治疗后缓解。若长期反复发作可使气道(包括胶原纤维、平滑肌)重建,导致气道增厚与狭窄,成为阻塞性肺气肿。

全球约有 1.6 亿患者,各地区患病率不等,为 $1\% \sim 5\%$;中国患病率接近 1%,半数在 12 岁以前发病,成人男、女患病率大致相同。约 20% 的患者有家族史。

【病因和发病机制】 有过敏体质的人接触抗原后,在 B 细胞介导下,浆细胞产生 IgE,后者附着在肥大细胞上。当再次接触抗原时,Ca^{2+} 进入肥大细胞内,细胞释放组胺、嗜酸性粒细胞趋化因子(ECF)等,使平滑肌立即发生痉挛,此为速发性哮喘反应(IAR)。更常见的是,不少患者在接触抗原数小时乃至数十小时后方始发作哮喘,称为迟发性哮喘反应(LAR),这是气道变应性炎症(AAI)的结果。此时,支气管壁内(以及支气管肺泡灌洗液内)有大量炎性细胞(巨噬细胞、嗜酸性粒细胞、中性粒细胞等),释放出多种炎性递质,如白三烯(LTS)、前列腺素(PGS)、血栓素(TXA_2)及血小板活化因子(PAF)等,引起微小血管渗漏、支气管黏膜水肿、腺体分泌增加,以及渗出物阻塞气道,有的甚至形成黏液栓,导致通气障碍和气道高反应性(BHR)。AAI还表现在气道上皮损伤,神经末梢暴露,受炎性因子作用后,释放神经肽(NK)、P物质(SP)等,进一步加重黏膜水肿、腺体分泌和支气管平滑肌痉挛。

以往认为气道平滑肌收缩引起气道狭窄是引起哮喘的唯一原因,因而治疗主旨在于解除支气管痉挛。现在认识到,PAF等递质可引起气道黏膜水肿、炎性细胞浸润、腺体分泌增加、黏液纤毛清除功能障碍,管腔内黏液栓阻塞也是哮喘发作的重要机制。因此,治疗时除强调解痉外,还要兼顾针对非特异性的AAI用药,这对于LAR尤为重要。

【临床表现】

1. 症状 为发作性伴有哮鸣音的呼气性呼吸困难或发作性胸闷和咳嗽。严重者被迫采取坐位或呈端坐呼吸,干咳或咳大量白色泡沫痰,甚至出现发绀等,有时咳嗽可为唯一的症状(咳嗽变异型哮喘)。哮喘症状可在数分钟内发作,经数小时至数天,用支气管舒张药或自行缓解。某些患者在缓解数小时后可再次发作。在夜间及凌晨发作和加重常是哮喘的特征之一。有些青少年的哮喘症状表现为运动时出现胸闷、咳嗽和呼吸困难(运动性哮喘)。

2. 体征 发作时胸部呈过度充气状态,有广泛的哮鸣音,呼气音延长。但在轻度哮喘或非常严重哮喘发作,哮鸣音可不出现。心率增快、奇脉、胸腹反常运动和发绀常出现在严重哮喘患者中。非发作期体检可无异常。

【并发症】 发作时可并发气胸、纵隔气肿、肺不张;长期反复发作和感染可并发慢性支气管炎、肺气肿、支气管扩张、间质性肺炎、肺纤维化和肺源性心脏病。

【防治】 防治原则包括消除病因、控制急性发作、巩固治疗、改善肺功能、防止复发、提高患者的生活质量。根据病情,因人而异,采取综合措施。

1. 消除病因 应避免或消除引起哮喘发作的变应原和其他非特异性刺激,去除各种诱发因素。

2. 控制急性发作 哮喘发作时应兼顾解痉、抗炎、去除气道黏液栓,保持呼吸道通畅,防止继发感染。一般可单用或联用下列药物。

(1)拟肾上腺素药物 β肾上腺素能受体兴奋剂有极强的支气管舒张作用。久用或用量过大,不良反应严重,主张与皮质激素类药合用。

此类药物包括麻黄素、肾上腺素、异丙肾上腺素等,对 α、$β_1$ 和 $β_2$ 受体有多种效应,目前已逐渐被 $β_2$ 受体兴奋剂所代替。常用的 $β_2$ 受体兴奋剂有沙丁胺醇、特布他林、氯丙那林、奥西那林以及丙卡特罗等。

(2)茶碱类药物 茶碱有抗炎作用,能稳定和抑制肥大细胞、嗜酸性粒细胞、中性粒细胞和巨噬细胞,能拮抗腺苷引起的支气管痉挛,能刺激肾上腺髓质和肾上腺以外的嗜铬细胞释放儿茶酚胺,能增加健康的或疲劳的膈肌收缩力。

(3) 抗胆碱能类药物　常用药物有阿托品、东莨菪碱、山莨菪碱(654-2)和异丙托溴铵等。本类药片剂和雾化剂均有一定的效果。

(4) 钙拮抗剂　地尔硫䓬、维拉帕米、硝苯吡啶口服或吸入可达到阻止 Ca^{2+} 进入肥大细胞,以缓解支气管收缩,对运动性哮喘有较好效果。

(5) 肾上腺糖皮质激素　由于哮喘反复发作与气道炎症反应有关,而气道炎症又使气道反应性增高。糖皮质激素是当前控制哮喘发作最有效的药物。主要作用机制是抑制炎症细胞的迁移和活化;抑制细胞因子的生成;抑制炎症介质的释放;增强平滑肌细胞 β_2 受体的反应性。可分为吸入、口服和静脉用药。但由于长期使用不良反应较多,故不可滥用。

(6) 色甘酸　稳定肥大细胞膜,阻止其脱颗粒和释放介质;降低呼吸道末梢感受器的兴奋性或抑制迷走神经反射弧的传入支;降低气道高反应性。对嗜碱性粒细胞膜亦有保护作用,需放入特制喷雾器内吸入。

(7) 酮替芬　与新一代组胺 H_1 受体拮抗剂阿司咪唑、曲尼司特、氯雷他定等对轻症哮喘和季节性哮喘有一定效果,也可与 β_2 受体激动剂联合用药。

3. 促进排痰　痰液阻塞气道,增加气道阻力,加重缺氧,使炎性介质产生增加,进一步使气道痉挛,因此排痰是重要的治疗措施之一。

(1) 祛痰剂　溴己新或氯化铵合剂。

(2) 气雾吸入　湿化气道,稀释痰液,以利排痰。可选用溴己新或乙酰半胱氨酸,或5％碳酸氢钠等雾化吸入。

(3) 机械性排痰　在气雾湿化后,护理人员注意对患者翻身拍背,引流排痰,必要时可用导管协助吸痰。

(4) 积极控制感染　感染可诱发哮喘,哮喘也可继发感染。经过上述处理哮喘未缓解者,常需选用抗生素,根据药敏实验选用或者经验用药。

4. 重度哮喘的处理　病情危重、病情复杂,必须及时合理抢救。

5. 缓解期治疗　目的是巩固疗效,防止或减少复发,改善呼吸功能。

【预后】　合理治疗,可减轻发作或减少发作次数,部分患者可以治愈。据统计有25％～78％的患儿经过治疗或到成年期可完全缓解。如诱发因素未能消除,哮喘反复发作而加重,可并发肺气肿、肺源性心脏病以及心、肺功能不全则预后较差。

六、肺炎

(一) 总论

肺炎是肺实质的炎症,可由多种病原体引起,如细菌、病毒、真菌、寄生虫等,其他如放射性、化学、过敏因素等亦能引起肺炎。肺炎是常见病,中国每年约有 250 万例肺炎发生,12.5 万人因肺炎死亡,在各种致死病因中居第 5 位。老年或机体免疫力低下者(用免疫抑制剂、器官移植、肿瘤、糖尿病、尿毒症、嗜酒、药瘾、艾滋病或久病体衰者）伴发肺炎时，病死率尤高。

正常的呼吸道防御机制（支气管内纤毛运载系统、肺泡内的吞噬细胞等）使气管隆凸以下的呼吸道无菌。许多因素可以损伤这些防御功能和人体免疫力，致使病原菌到达下呼吸道孳生繁殖，引起肺泡毛细血管充血、水肿，肺泡内有纤维蛋白渗出和细胞浸润。临床上有发热、心悸、气促、肺浸润、炎症体征和某些 X 线表现。气体交换亦发生了不同程度的障碍。除某些由葡萄球菌和革兰染色阴性菌所致的坏死性病变外，肺炎治愈后一般不留瘢痕，肺可以恢复其原来的结构和功能。

肺炎可按解剖、病因或患病环境加以分类，按病因分类更有利于选用合适的抗生素或化学药物进行治疗。临床诊断时亦可将两种分类结合起来。

1. 解剖分类

（1）大叶性（肺泡性）　肺炎病原体先在肺泡引起炎症，经肺泡间孔（Cohn 孔）向其他肺泡扩散，致使部分肺段或整个肺段、肺叶发生炎症改变。典型者表现为肺实质炎症，通常并不累及支气管。致病菌多为肺炎链球菌。

（2）小叶性（支气管性）　肺炎病原体经支气管入侵，引起细支气管、终末细支气管及肺泡的炎症，常继发于其他疾病，如支气管炎、支气管扩张、上呼吸道病毒感染以及长期卧床的危重患者。其病原体有肺炎链球菌、葡萄球菌、病毒、肺炎支原体以及军团菌等。支气管腔内有分泌物，故常可闻及湿性啰音，无实变的体征。

（3）间质性肺炎　以肺间质为主的炎症，可由细菌、支原体、衣原体、病毒或肺孢子菌等引起。累及支气管壁以及支气管周围，有肺泡壁增生及间质水肿，因病变仅在肺间质，故呼吸道症状较轻，异常体征较少。

2. 病因分类

（1）细菌性肺炎　如肺炎链球菌、金黄色葡萄球菌、甲型溶血性链球菌、肺炎克雷伯杆菌、流感嗜血杆菌、铜绿假单胞菌肺炎等。

（2）非典型病原体所致肺炎　如军团菌、支原体和衣原体等。

（3）病毒性肺炎　如冠状病毒、腺病毒、呼吸道合胞病毒、流感病毒、麻疹病毒、巨细胞病毒、单纯疱疹病毒等。

（4）肺真菌病　如白念珠菌、曲霉菌、隐球菌、肺孢子菌等。

（5）其他病原体所致肺炎　如立克次体（如 Q 热立克次体）、弓形虫（如鼠弓形虫）、寄生虫（如肺包虫、肺吸虫、肺血吸虫）等。

（6）理化因素所致的肺炎　如放射性损伤引起的放射性肺炎，胃酸吸入引起的化学性肺炎，或对吸入或内源性脂类物质产生炎症反应的类脂性肺炎等。

（二）肺炎链球菌肺炎

肺炎链球菌肺炎是由肺炎链球菌或称肺炎球菌所引起的肺炎，约占社区获得性肺炎的 50%。通常急骤起病,以高热、寒战、咳嗽、血痰及胸痛为特征。X 线胸片呈肺段或肺叶急性炎性实变,近年来因抗菌药物的广泛使用,致使本病的起病方式、症状及 X 线胸片改变均不典型。

【病因和发病机制】 本病以冬季和初春多见,常与呼吸道病毒感染相伴行。患者常为青壮年或老年、婴幼儿,男性较多见。吸烟者、痴呆者、慢性支气管炎、支气管扩张、充血性心力衰竭、慢性病患者以及免疫抑制宿主均易受肺炎链球菌侵袭。肺炎链球菌不产生毒素,不引起原发性组织坏死或形成空洞。其致病力是由于有高分子多糖体的荚膜对组织的侵袭作用,首先引起肺泡壁水肿,白细胞和红细胞渗出,含菌的渗出液经 Cohn 孔向肺的中央部分扩展,甚至累及几个肺段或整个肺叶。因病变开始于肺的外周,故叶间分界清楚。易累及胸膜,引起渗出性胸膜炎。

【临床表现】

1. 症状 发病前常有受凉、淋雨、疲劳、醉酒、病毒感染史,多有上呼吸道感染的前驱症状。起病多急骤,高热、寒战、全身肌肉酸痛,体温通常在数小时内升至 39～40℃,高峰在下午或傍晚,或呈稽留热,脉率随之增速。可有患侧胸部疼痛,放射到肩部或腹部,咳嗽或深呼吸时加剧。痰少,可带血或呈铁锈色。胃纳锐减,偶有恶心、呕吐、腹痛或腹泻,易被误诊为急腹症。

2. 体征 患者呈急性热病容,面颊绯红,鼻翼扇动,皮肤灼热、干燥,口角及鼻周有单纯疱疹;病变广泛时可出现发绀。有败血症者,可出现皮肤、黏膜出血点,巩膜黄染。早期肺部体征无明显异常,仅有胸廓呼吸运动幅度减小,叩诊稍浊,听诊可有呼吸音减低及胸膜摩擦音。肺实变时叩诊浊音、触觉语颤增强并可闻及支气管呼吸音。消散期可闻及湿啰音。心率增快,有时心律不齐。重症患者有肠胀气,上腹部压痛多与炎症累及膈胸膜有关。重症感染时可伴休克、急性呼吸窘迫综合征及神经精神症状,表现为神志模糊、烦躁、呼吸困难、嗜睡、谵妄、昏迷等。累及脑膜时有颈抵抗及出现病理性反射。

本病自然病程大致 1～2 周。发病 5～10 d,体温可自行骤降或逐渐消退;使用有效的抗菌药物后可使体温在 1～3 d 恢复正常,患者的其他症状与体征也随之逐渐消失。

【治疗】

1. 抗菌药物治疗 一经诊断即应给予抗菌药物治疗,不必等待细菌培养结果。首选青霉素 G,用药途径及剂量视病情轻重及有无并发症而定。对青霉素过敏者,或耐青霉素或多重耐药菌株感染者,可用氟喹诺酮类、头孢噻肟或头孢曲松等药物,多重耐药菌株感染者可用万古霉素、替考拉宁等。

2. 支持疗法 患者应卧床休息,注意补充足够蛋白质、热量及维生素。密切监测病情变化,注意防止休克。剧烈胸痛者,可酌用少量镇痛药,如可待因 15 mg。不用阿司匹林或其他解热药,以免过度出汗、脱水及干扰真实热型,导致临床判断错误。鼓励饮水 1～2 L/d,轻症患者不需常规静脉输液,确有失水者可输液。

七、肺结核

结核病是由结核杆菌引起的慢性传染病,可累及全身多个脏器,但以肺结核最为常见。肺结核在 21 世纪仍然是严重危害人类健康的主要传染病,是全球关注的公共卫生和社会问题,也是中国重点控制的主要疾病之一。

【病因和发病机制】 结核菌属于分枝杆菌,涂片染色具有抗酸性,亦称抗酸杆菌。镜检为细小、稍弯的杆菌,对外界抵抗力较强,在阴湿处能生存 5 个月以上;但在烈日下曝晒 2 h,5%～12%酚接触 2～12 h,70%乙醇接触 2 min,或煮沸 1 min,均能被杀灭。将痰吐在纸上直接烧掉是最简易的灭菌方法。近年来对多种药物耐药结核菌日渐增多,成为临床上很难治愈的病例。临床上的阳性痰菌培养中约有 5% 为非结核分枝杆菌(除结核分枝杆菌和麻风分枝杆菌以外的分枝杆菌)。它们也是抗酸菌,广泛存在于自然环境中,当机体免疫受损时,可引起肺内和肺外感染,临床表现与结核病相似,但多数对抗结核药耐药。

结核菌主要通过呼吸道传播。传染源主要是排菌的肺结核患者的痰。健康人吸入患者咳嗽、打喷嚏时喷出的带菌飞沫,可引起肺部结核菌感染。传染的次要途径是经消化道进入体内。少量、毒力弱的结核菌多能被人体防御功能杀灭;只有受大量毒力强的结核菌侵袭而人体免疫力低落时,感染后才能发病。其他感染途径,如通过皮肤、泌尿生殖道,但很少见。

入侵结核菌的数量、毒力和人体免疫、变态反应的高低,决定着感染后结核病的发生、发展与转归。人体抵抗力处于劣势时,结核病容易发生、发展;反之,感染后不易发病,即使发病也比较轻而且容易痊愈。

【临床表现】 各型肺结核的临床表现不尽相同,但有共同之处。

1. 症状

(1)呼吸系统症状

1)咳嗽、咳痰:是肺结核最常见症状。咳嗽较轻,干咳或咳少量黏液痰。有空洞形成时,痰量增多,若合并其他细菌感染,痰可呈脓性。若合并支气管结核,表现为刺激性咳嗽。

2)咯血:1/3～1/2 的患者有咯血。咯血量多少不定,多数患者为少量咯血,少数为大咯血。

3)胸痛:结核累及胸膜时可表现胸痛,为胸膜性胸痛。随呼吸运动和咳嗽加重。

4)呼吸困难:多见于干酪样肺炎和大量胸腔积液患者。

(2)全身症状 发热为最常见症状,多为长期午后潮热,即下午或傍晚体温开始升高,翌晨又降至正常。部分患者有倦怠乏力、盗汗、食欲减退和体重减轻等。育龄女性患者可有月经不调。

2. 体征　多寡不一,取决于病变性质和范围。

【预防】　为了控制结核病的流行,必须从控制传染源、切断传染途径和增强免疫力、降低易感性等几方面着手。卡介苗保护未受感染者,使感染后不易发病,即使发病也易愈合。有效化学药物治疗(简称化疗)对已患病者,能使痰菌较快阴转,但在其阴转之前,还应注意消毒隔离,避免传染。因此,要及时采取发现患者、正确治疗和卡介苗接种的措施,这些措施十分重要;而各级防治网的建设又是落实各项措施的重要保证。

【治疗】　化疗药对结核病的控制起着决定性的作用,合理的化疗可使病灶全部灭菌、痊愈。传统的休息和营养疗法都只起辅助作用。

1. 化疗

(1) 化疗原则　从流行病学方面,化疗的主要作用在于缩短结核病传染期,降低病死率、感染率和患病率;对于每个患者,化疗则为达到临床和生物治愈的主要措施。合理化疗是指对活动性结核坚持早期、联用、适量、规律和全程使用敏感药物的原则。

(2) 化疗方法　"常规"化疗、短程化疗、间歇用药、两阶段用药法、督导用药。

(3) 化疗药物　理想的化疗药物具有杀菌、灭菌或较强的抑菌作用,毒性低,不良反应少,使用方便,价格便宜,药源充足;经口服或注射后药物能在血液中达到有效浓度,并能渗入吞噬细胞内、浆膜腔和脑脊液内,疗效迅速而持久。常用药物有异烟肼、利福平、吡嗪酰胺、链霉素、对氨基水杨酸钠等。以下简单介绍主要抗结核药物。

异烟肼(H):具有杀菌力强、可以口服、不良反应少、价廉等优点,口服后吸收快,能渗入组织,通过血脑屏障,杀灭细胞内外代谢活跃、连续繁殖或近乎静止的结核菌。胸腔积液、干酪样病灶和脑脊液中的药物浓度也很高。

利福平(R):为利福霉素的半合成衍生物,是广谱抗生素。本药对细胞内、外代谢旺盛和偶尔繁殖的结核菌(A、B、C菌群)均有作用,常与异烟肼联合应用。本药不良反应轻微,可有消化道不适、流感样症状,有时可发生短暂性肝功能损害,使转氨酶升高,出现黄疸等。

吡嗪酰胺(Z):能杀灭吞噬细胞内和酸性环境中的结核菌。不良反应有高尿酸血症、关节痛、胃肠道反应和肝损害。

链霉素(S):为广谱氨基糖苷类抗生素,对结核菌有杀菌作用,能干扰结核菌酶活性,阻碍蛋白合成。但对细胞内的结核菌作用较小。

乙胺丁醇(E):对结核菌有抑菌作用,与其他抗结核药物联用时,可延缓细菌对其他药物耐药性的出现。不良反应很少为其优点。有时发生胃肠道不适。剂量过大时可引起球后视神经炎、视力减退、视野缩小、中心盲点、红绿色盲等,停药后多能恢复。

对氨基水杨酸钠(P):为抑菌药,与链霉素、异烟肼或其他抗结核药联用,可以延缓对其他药物耐药性的发生。抗菌作用可能在结核菌叶酸的合成过程中与对氨苯甲酸

(PABA)竞争,从而影响结核菌的代谢。不良反应有胃纳减退、恶心、呕吐、腹泻等,严重者应停药。本药饭后服用可减轻胃肠道反应。

2. 对症治疗　①毒性症状处理;②咯血患者安静休息,消除紧张情绪,往往能使小量咯血自行停止。必要时可用小量镇静剂、止咳剂。

第三部分　主要作用于呼吸系统的药物

咳、痰、喘为呼吸系统疾病的常见症状。镇咳药、祛痰药和平喘药是呼吸系统疾病对症治疗的常用药物。

一、镇咳药

咳嗽是呼吸系统疾病的主要症状之一。因为咳嗽是一种保护性反射，能促进呼吸道的痰液和异物排出，保持呼吸道清洁与通畅，所以呼吸道细菌性感染时抑制咳嗽是不合适的，应使用抗菌药物控制感染。在应用镇咳药前，应寻找引起咳嗽的原因，并针对病因进行治疗。

镇咳药可作用于中枢，抑制延脑咳嗽中枢；也可作用于外周，抑制咳嗽反射弧中的感受器和传入神经纤维的末梢。

可　待　因

可待因(甲基吗啡)为阿片生物碱之一。与吗啡相似，有镇咳、镇痛作用，对咳嗽中枢的作用为吗啡的1/4，镇痛作用为吗啡的 1/10～1/7。镇咳剂量不抑制呼吸，成瘾性也较吗啡弱。临床主要用于剧烈的刺激性干咳，也用于中等强度的疼痛。作用持续 4～6 h。久用可成瘾，应控制使用。少数患者可发生恶心、呕吐，大剂量可致中枢兴奋、烦躁不安。

右　美　沙　芬

右美沙芬(右甲吗喃，美沙芬)为中枢性镇咳药，强度与可待因相等，但无成瘾性，无镇痛作用。用于干咳。偶有头晕、嗳气。中毒量时才有中枢抑制作用。

喷　托　维　林

喷托维林(咳必清，维静宁，托可拉斯)为人工合成的非成瘾性中枢镇咳药。选择性抑制咳嗽中枢，强度为可待因的 1/3。并有阿托品样作用和局部麻醉作用，能松弛支气管平滑肌和抑制呼吸道感受器。适用于上呼吸道感染引起的急性咳嗽。偶有轻度头痛、头昏、口干、便秘等。有阿托品样作用，青光眼患者禁用。

二、祛痰药

能使痰液易于排出的药物称祛痰药。气道上的痰液刺激气管黏膜而引起咳嗽；黏痰积于小气道内可使气道狭窄而致喘息。因此，祛痰药还能起到镇咳、平喘作用。

氯　化　铵

氯化铵口服对胃黏膜产生局部刺激作用，反射性地引起呼吸道的分泌，使痰液变稀，易于咳出。本品很少单独应用，常与其他药物配伍制成复方。应用于急、慢性呼吸道炎症而痰多不易咳出的患者。氯化铵吸收可使体液及尿呈酸性,可用于酸化尿液及某些碱血症。溃疡病与肝、肾功能不良者慎用。

乙酰半胱氨酸

乙酰半胱氨酸(痰易净,易可净)性质不稳定,能使黏痰中连接黏蛋白肽链的二硫键断裂,变成小分子的肽链,从而降低痰的黏滞性,易于咳出。

雾化吸入用于治疗黏稠痰阻塞气道、咳嗽困难者。紧急时气管内滴入,可迅速使痰变稀,便于吸引排痰。有特殊臭味,可引起恶心、呕吐。对呼吸道有刺激性,可致支气管痉挛,加用异丙肾上腺素可避免。支气管哮喘者慎用。滴入气管可产生大量分泌液,故应及时吸引排痰。

雾化吸入不宜与铁、铜、橡胶和氧化剂接触,应以玻璃或塑料制品作喷雾器。也不宜与青霉素、头孢菌素、四环素混合,以免降低抗生素药效。

溴　己　新

溴己新(必漱平,必消痰,溴己铵)可裂解黏痰中的黏多糖,并抑制其合成,使痰液变稀。也有镇咳作用。适用于慢性支气管炎、哮喘及支气管扩张症痰液黏稠不易咳出患者。少数患者可感胃部不适,偶见转氨酶升高。消化性溃疡、肝功能不良者慎用。

羧　甲　司　坦

羧甲司坦(羧甲半胱氨酸,强利灵,强利痰灵)为黏液调节剂,主要在细胞水平影响支气管腺体的分泌,因而使痰液的黏滞性降低,易于咯出。本品口服有效,起效快,服药后 4 h 即可见明显疗效。用于慢性支气管炎、支气管哮喘等疾病引起的痰液黏稠、咯痰困难和痰阻气管等,亦可用于防治手术后咯痰困难和肺炎并发症,用于小儿非化脓性耳炎,有预防耳聋效果。偶有轻度头晕、恶心、胃部不适、腹泻、胃肠道出血、皮疹等不良反应。有消化道溃疡病史者慎用。

三、平喘药

喘息是支气管哮喘和喘息性支气管炎的主要症状。其基本病理变化是炎性细胞浸润,释放炎症介质,引起气道黏膜下组织水肿,微血管通透性增加,纤毛上皮剥离,气管分泌物增多,支气管平滑肌痉挛。炎性细胞包括肥大细胞、巨噬细胞、嗜酸性粒细胞、淋巴细胞和中性粒细胞等。释放的炎症介质有组胺、前列腺素 D_2、血栓素、白三烯及氧自由基等。喘息时气道反应性亢进。因此,除抗原能致变态反应性喘息外,寒冷、烟尘等非特异性刺激也可引起喘息。所以,抑制气道炎症及炎症介质是喘息的治疗根本。

(一)肾上腺素受体激动药

本类药物因激动 β 受体,激活腺苷环化酶而增加平滑肌细胞内 cAMP 浓度,从而使平滑肌松弛。对各种刺激引起的支气管平滑肌痉挛有强大的舒张作用。也能抑制肥大细胞释放过敏介质,可预防过敏性哮喘的发作。对炎症过程并无影响。长期应用可使支气管对各种刺激反应性增高,使发作加重。目前主要发展对 β_2 受体有高度选择性的药物,并以吸入给药,用于哮喘急性发作治疗和发作前预防用药。

1. 非特异性 β 受体激动剂

肾 上 腺 素

对 α 和 β 受体都有强大激动作用。其舒张支气管主要靠激动 β 受体。α 受体激动可使支气管黏膜血管收缩,减轻水肿,有利气道畅通,但 α 受体激动也收缩气道平滑肌,并使肥大细胞释放活性物质,有不利影响。目前,本药仅作皮下注射,以缓解支气管哮喘急性发作。

麻 黄 碱

麻黄碱(麻黄素)作用与肾上腺素相似,但缓慢、温和、持久。口服有效。用于轻症和预防哮喘发作。

异丙肾上腺素

异丙肾上腺素(喘息定,治喘灵)选择作用于 β 受体,对 β_1 和 β_2 受体无选择性。平喘作用强大,可吸入给药。但心率增快、心悸、肌震颤等不良反应较多。哮喘患者如有严重缺氧或剂量太大易致心律失常,甚至心室颤动、突然死亡。

2. 特异性 β_2 受体激动剂

本类药物对 β_2 受体有较强选择性,对 α 受体无作用。口服有效,作用维持 $4\sim6\ h$。采用吸入给药法几无心血管系统不良反应。

沙 丁 胺 醇

沙丁胺醇(舒喘灵,索布氨,阿布叔醇,羟甲叔丁肾上腺素,柳丁氨醇,嗽必妥)对 β_2 受体作用强于 β_1 受体,兴奋心脏作用仅为异丙肾上腺素的 1/10。口服 30 min 起效,维持 $4\sim6\ h$。气雾吸入 5 min 起效,维持 $3\sim4\ h$。近年来有缓释和控释剂型,可使作用时间延长,适用于夜间发作。

克 伦 特 罗

克伦特罗(双氯醇胺,氨哮素,克喘素)为强效选择性 β_2 受体激动剂,松弛支气管平滑肌效果为沙丁胺醇的 100 倍。口服 $30\ \mu g$,$10\sim20$ min 起效,持续效果 $4\sim6\ h$。气雾吸入 $5\sim10$ min 起效,持续效果 $2\sim4\ h$。心血管系统不良反应较少。

特 布 他 林

特布他林(叔丁喘宁,间羟舒喘宁,间羟嗽必妥,喘康速)作用与沙丁胺醇相似,既可口服,又可注射,是选择作用于 β_2 受体药物中唯一能作皮下注射的。虽肾上腺素也作皮下注射用,但本品作用持久。皮下注射 $5\sim15$ min 生效,$30\sim60$ min 达高峰,持续 $1.5\sim5\ h$。重复用药易蓄积。

(二) 茶碱

【药理作用】 本品对呼吸道平滑肌有直接松弛作用。其作用机制比较复杂,过去认为通过抑制磷酸二酯酶,使细胞内 cAMP 含量提高所致。近来实验认为,茶碱的支气管扩张作用部分是由于内源性肾上腺素与去甲肾上腺素释放的结果;此外,茶碱是嘌呤受体阻滞剂,能对抗腺嘌呤等对呼吸道的收缩作用。茶碱能增强膈肌收缩力,尤其在膈肌收缩无力时作用更显著,因此有益于改善呼吸功能。

【药动学】　茶碱难溶于水,为提高水溶性,与乙二胺或胆碱制成复盐为氨茶碱、胆茶碱等供临床应用。茶碱的安全范围较小,尤其是静脉注射太快易引起心律失常、血压骤降、兴奋不安甚至惊厥。口服后活性成分缓慢释放,吸收迅速,90%经肝脏代谢,有效血药浓度在 10～15 g/ml,可维持长达 24 h。

【适应证】　支气管哮喘、伴有慢性支气管炎和肺气肿的可逆性支气管炎痉挛,对夜间发作的哮喘更适合。

【不良反应】　可见头痛、恶心、失眠,少见消化不良、震颤和眩晕。茶碱的毒性常出现在血清浓度为 15～20 μg/ml,特别是在治疗开始,早期多见的有恶心、呕吐、易激动、失眠等。当血清浓度超过 20 μg/ml,可出现心动过速、心律失常;超过 40 μg/ml 时可发生发热、失水、惊厥等症状,严重的甚至呼吸、心跳停止致死。

【相互作用】　与别嘌醇、西咪替丁、环丙沙星、红霉素及口服避孕药等合用可升高本品血药浓度,利福平则相反。与苯妥英钠合用时两者血药浓度均降低。地尔硫䓬、维拉帕米可干扰茶碱在肝内的代谢,与本品合用,可增加本品血药浓度和毒性。对本品过敏的患者,活动性消化溃疡和未经控制的惊厥性疾病患者禁用。妊娠、哺乳期妇女和 12 岁以下的儿童慎用。

氨 茶 碱

【药理作用】　本品为茶碱和乙二胺的复合物,含茶碱 77%～83%。乙二胺可增加茶碱的水溶性,并增强其作用。主要作用如下:松弛支气管平滑肌,抑制过敏介质释放。在解痉的同时还可减轻支气管黏膜的充血和水肿。增强呼吸肌的收缩力,减少呼吸肌疲劳。增强心肌收缩力,增加心输出量,低剂量一般不加快心率。舒张冠状动脉、外周血管和胆管。增加肾血流量,提高肾小球滤过率,减少肾小管对钠和水的重吸收,具有利尿作用。茶碱口服吸收完全,其生物利用度为 96%。用药后 1～3 h 血浆浓度达峰值,有效血药浓度为 10～20 mg/L。血浆蛋白结合率约为 60%。80%～90%的药物在体内被肝脏的混合功能氧化酶代谢。正常人 $t_{1/2}$ 为(9.0±2.1)h;早产儿、新生儿及肝硬化、充血性心功能不全、肺炎、肺心病等患者 $t_{1/2}$ 延长,如肝硬化患者 $t_{1/2}$ 为 7～60 h,急性心功能不全患者 $t_{1/2}$ 为 3～80 h。

【临床应用】

1) 支气管哮喘和哮喘型慢性支气管炎,氨茶碱与 β 受体激动剂合用可提高疗效。在哮喘持续状态,常选用本品与肾上腺皮质激素配伍进行治疗。

2) 治疗急性心功能不全和心脏性哮喘。

3) 胆绞痛。

【注意】

1) 本品呈较强碱性,局部刺激作用强。口服可致恶心、呕吐。一次口服最大耐受量为 0.5 g。饭后服药,与氢氧化铝同服,或服用肠衣片均可减轻其局部刺激作用。肌内注射可引起局部红肿、疼痛,现已极少使用。

2) 静脉滴注过快或浓度过高(血药浓度＞25 mg/L)可强烈兴奋心脏,引起头晕、心悸、心律失常、血压剧降,严重者可致惊厥,故必须稀释后缓慢注射。

3) 其中枢兴奋作用可使少数患者发生激动不安、失眠等。剂量过大时可发生谵妄、惊厥。可用镇静药对抗。

4) 急性心肌梗死伴有血压显著降低者忌用。

5) 不可露置空气中,以免变黄失效。

(三) M 胆碱受体阻断药

各种刺激引起内源性乙酰胆碱的释放在诱发哮喘中有重要作用。M 胆碱受体阻断剂能阻断乙酰胆碱作用,可用于治疗哮喘。例如,异丙阿托品,吸入给药很少吸收,因此有明显扩张支气管作用,增加第 1 秒最大呼气量,而不影响痰液分泌,也无明显全身性不良反应,主要用于喘息型慢性支气管炎。

(四) 肾上腺皮质激素

糖皮质激素是目前治疗哮喘最有效的抗炎药物。这一作用与其抗炎和抗过敏作用有关。它能抑制前列腺素和白三烯生成;减少炎症介质的产生和反应;能使小血管收缩,渗出减少。糖皮质激素是哮喘持续状态或危重发作的重要抢救药物。近年应用吸入治疗法,充分发挥了糖皮质激素对气道的抗炎作用,也避免了全身性不良反应。

倍 氯 米 松

倍氯米松为地塞米松衍化物。局部抗炎作用比地塞米松强 500 倍。气雾吸入,直接作用于气道发生抗炎、平喘作用,能取得满意疗效。全身不良反应少,可有声音嘶哑。长期连续吸入能导致口腔咽喉念珠菌感染(女性多于男性)。可以长期低剂量或短期高剂量应用于中度或重度哮喘患者。对皮质激素依赖者,可代替泼尼松的全身给药。本品起效较慢,故不能用于急性发作的抢救。

(五) 肥大细胞膜稳定药

色 甘 酸 钠

【药理作用】 色甘酸钠(色甘酸二钠,咽泰,咳乐钠)无松弛支气管及其他平滑肌的作用,也没有对抗组胺、白三烯等过敏介质的作用。但在接触抗原前用药,可预防 I 型变态反应所致的哮喘,也能预防运动或其他刺激所致的哮喘。它能抑制肺肥大细胞对各种刺激的反应,包括 IgE 与抗原结合所引起脱颗粒作用,抑制组胺及颗粒中其他内容物的释放。这一作用有种属及器官选择性,人支气管肺泡洗液中的肥大细胞最为敏感。作用的发生与受刺激肥大细胞内 Ca^{2+} 浓度的降低有关。它还能逆转哮喘患者白细胞功能改变。

【体内过程】　口服仅 1% 吸收。治疗支气管哮喘主要用其微粒粉末吸入给药,约 10% 达肺深部组织并吸收入血,15 min 达血药浓度峰值。血浆蛋白结合率为 60%～75%。$t_{1/2}$ 为 45～100 min。以原形从胆汁和尿排出。

【临床应用】　主要用于气管哮喘的预防性治疗,能防止变态反应或运动引起的速发和迟发性哮喘反应。应用 2～3 d,能降低支气管的较高反应性。也可用于过敏性鼻炎、溃疡性结肠炎及其他胃肠道过敏性疾病。

【不良反应】　毒性很低。少数患者因粉末的刺激可引起呛咳、气急,甚至诱发哮喘,与少量异丙肾上腺素合用可以预防。

参 考 文 献

［1］ 虎松艳. 实用医药基础知识［M］. 北京：化学工业出版社，2007.

［2］ 杨宝峰. 药理学［M］. 6 版. 北京：人民卫生出版社，2003.

［3］ 周小雅. 药学基础［M］. 北京：中国医药科技出版社，2006.

［4］ 刘国卿. 药理学［M］. 2 版. 北京：中国医药科技出版社，2006.

［5］ 李宏伟，刘玉新. 实用医药基础［M］. 杭州：浙江大学出版社，2006.

［6］ 陈跃华. 医学基础［M］. 北京：中国医药科技出版社，2006.

［7］ 竺芝芳. 药理学［M］. 北京：中国医药科技出版社，2000.

［8］ 张恩德. 人体解剖生理学［M］. 北京：中国医药科技出版社，2006.

［9］ 朱大年. 生理学［M］. 7 版. 北京：人民卫生出版社，2008.

［10］ 柏树令，应大君. 系统解剖学［M］. 北京：人民卫生出版社，2001.

［11］ 杨世杰，王怀良. 药理学［M］. 北京：人民卫生出版社，2001.

［12］ 杨宝峰. 药理学［M］. 7 版. 北京：人民卫生出版社，2008.

［13］ 姚泰. 生理学［M］. 6 版. 北京：人民卫生出版社，2006.

［14］ 顾立刚. 医学免疫学与微生物学［M］. 北京：中国医药科技出版社，2004.

［15］ 陈文彬、潘祥林. 诊断学［M］. 北京：人民卫生出版社，2008.